Patientenratgeber ZahnMed Band 1
Dr. Thomas Cremer

Parodontitis
ein ganzheitliches Problem

**woher kommt sie
was hilft
wer hilft
was kann ich tun ?**

Ein Ratgeber und Nachschlagewerk

Bibliografische Information der Deutschen Nationalbibliothek

Die deutsche Nationalbibliothek verzeichnet diese Publikation in der Deutschen Nationalbibliografie, detaillierte Daten sind im Internet über http://dnb.d-nb.de abrufbar.

© 2016 Dr. Thomas Cremer

Verlag: tredition GmbH, Hamburg

ISBN 978-3-7323-5422-1 Paperback
ISBN 978-3-7323-5423-8 Hardcover
ISBN 978-3-7323-5424-5 ebook

...statt eines Vorworts:

Wichtiger Hinweis

Dieses Buch als Patientenratgeber beschreibt den Themen-komplex der Erkrankungen des Zahnbettes und die Auswir-kungen auf den Gesamtorganismus.

Es ist ein einfach verständliches und nach Themen geord-netes Nachschlagewerk. Auf wissenschaftlich exakte und korrekte Formulierungen wurde wissentlich zu Gunsten der Verständlichkeit verzichtet. Zusammenhänge sind teilweise vereinfacht dargestellt. Dennoch basiert der wissenschaftli-che Teil auf sorgfältiger Recherche und drei Jahrzehnten beruflicher Erfahrung mit parodontalen Erkrankungen.

Das Buch gibt eine gezielte Hilfestellung, um die Ursachen von wiederkehrenden Misserfolgen zu erkennen und einen Weg zur erfolgversprechenden Therapie im ganzheitlichen Sinne zu finden.

Das Werk soll Patienten aber auch Ärzten zu mehr Thera-pieerfolg und Zufriedenheit und Verständnis führen.
Es kann und soll die Diagnostik und Behandlung durch den spezialisierten Arzt und Zahnarzt keinesfalls ersetzen.
Therapieentscheidungen jeglicher Art dürfen ausschließlich vom behandelnden Arzt oder Zahnarzt getroffen werden.

Warnhinweise
Bei gesundheitlichen Beschwerden konsultieren Sie bitte grundsätzlich je nach Beschwerdebild Ihren Arzt oder Zahnarzt. Nur eine persönliche Untersuchung kann zu einer sicheren Diagnose und erfolgreichen Therapie unter Mitarbeit des Patienten führen.

Nehmen Sie Medikamente nur nach Absprache mit einem Arzt oder Apotheker ein.

Verwenden Sie Informationen aus diesem Buch nicht als die alleinige Grundlage für gesundheitsbezogene Entscheidungen.

Allgemeine Hinweise
In manchen Passagen wird vom Patient, Zahnarzt oder Parodontologen u.a. gesprochen.

Dies gilt bitte gleichermaßen für Patientinnen, Zahnärztinnen und weibliche Parodontologen u.a. und lautet nur aus Gründen der Sprachglättung nicht in jedem Fall: Patient/Patientin, Zahnarzt/Zahnärztin, Parodontologe/Parodontologin u.a..

Jegliche geschlechtliche Diskriminierung wird hier ausdrücklich verneint

Der akute Bedarfsfall und ERSTE HILFE
Eine programmierte Anweisung für das Therapie-programm

NUTZEN

Sie suchen nach einem schnellen, aber systematischen Einstieg in die Therapie. Hier finden Sie das Vorgehen Schritt für Schritt.

Signale für einen Parodontitisverdacht

Das Startsignal für dieses Programm heißt:

Irgendwas ist nicht so, wie es sein soll und das länger als zwei bis drei Tage. Am Rand der Zähne blutet es, spontan oder beim Essen oder Putzen. Das Zahnfleisch sieht farblich verändert aus oder ist geschwollen.

Die ersten Maßnahmen

Sind **Schmerzen** vorhanden, dann ist der Besuch beim Zahnarzt sofort notwendig.

Eine reine Parodontitis macht in den seltensten Fällen Schmerzen.

Mögliche Ursachen für den Schmerz:

- Fremdkörper, meist aus dem Essen, haben sich eingeklemmt.
- Verletzung der Zahnfleischoberflächen.
- Eine Beteiligung des Zahnnervs, der Zahnpulpa. Der Zahn ist dann empfindlich auf heiß oder kalt. Je älter der Zahn ist, desto schneller sollte die professionelle Hilfe kommen, denn im Lauf der Lebensjahre nimmt die Selbstheilungsfähigkeit dieses Gewebes deutlich ab.
- Eine Entzündung im Bereich der Wurzelspitze, die entweder am Zahnfleischrand oder in der Zahnpulpa zu einer zusätzlichen Entzündung geführt hat.

Für alle diese Fälle hat der Zahnarzt ein Mittel, um Sie schnell schmerzfrei zu bekommen. In der Regel braucht es dafür keine Systemmedikamente (geschluckt) sondern ein Mittel direkt am Zahn (→ „Mittel der klassischen Zahnmedizin und Pharmakologie").

Vorsicht vor der Entscheidung, einen Zahn ohne gute Diagnostik zu ziehen. Weg ist weg und jeder spätere Ersatz ist nicht unproblematisch und kostet Geld!

Bei **Schmerzfreiheit** ist es sinnvoll, die Mundhygiene intensiver als vorher zu betreiben. Falls noch nicht Routine, ist jetzt der Einsatz von Mundspüllösungen, zwei- bis dreimal am Tag sinnvoll (→ „Mundspüllösungen"). Ziel ist es, bei der weiteren Diagnostik die einfache Zahnfleischentzündung durch unzureichende Mundhygiene als Ursache auszuschließen und Ihnen, zumindest symptomatisch, zunächst eine Besserung zu verschaffen.

Dies **ersetzt nicht** die notwendige Diagnostik beim Spezialisten. Zu unterschiedlich sind die Krankheitsbilder und besonders wegen der Wechselwirkung zu anderen Krankheiten und Organen muss diese Diagnostik gemacht werden.

Vorstellung beim Spezialisten

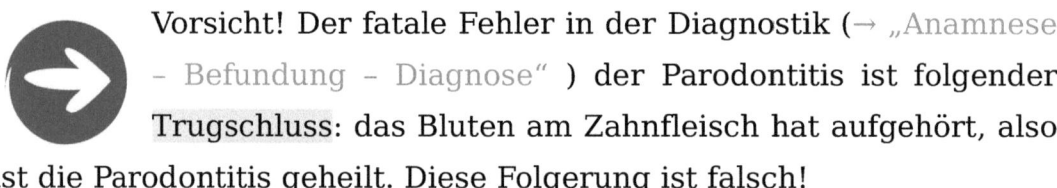

Vorsicht! Der fatale Fehler in der Diagnostik (→ „Anamnese – Befundung – Diagnose") der Parodontitis ist folgender Trugschluss: das Bluten am Zahnfleisch hat aufgehört, also ist die Parodontitis geheilt. Diese Folgerung ist falsch!

Richtig ist, dass der Weg zur Parodontitis über die Zahnfleischentzündung führt und da blutet das Zahnfleisch. Eine tiefe Zahnfleischtasche kann aber immer noch ein Versteck für eine tiefe und zerstörerische Entzündung sein.

Perfekte Mundhygiene am oberen Rand, mit Unterstützung durch

Medikamente und Mundspüllösungen, führt zu dem Effekt, dass der Zahnfleischrand ganz gesund wirkt und auch nicht mehr blutet.

Sogar das krasse Gegenteil, nämlich keine Mundhygiene dafür üppig hochprozentiger Alkohol und/oder starkes Rauchen führen dazu, dass es am Zahnfleischrand nicht mehr blutet. Das ist nur ein trügerisches Zeichen von Gesundheit am Zahn und das falsche Signal!

Erst bei Sondierung durch den Profi in der Tiefe der Zahnfleischtasche zeigt die Blutung das ziemlich sichere Zeichen für eine Entzündung.

Dieser Test an einzelnen Zähnen ist der PSI, der BOP testet jede einzelne Zahntasche an mehreren Stellen und gibt das genaue Blutungsergebnis (→ „Die klassischen Methoden, - PSI, - BOP").

Das effektive Therapieprogramm

Parodontitis ist ein komplexes Krankheitsbild. Löcher in den Zähnen sind in Minuten repariert. Parodontitistherapie braucht Systematik und Zeit.

- Die Vorbereitung erste Vorbereitung ist die eigene Risikoeinschätzung. Schritt 1 ist: → „Test zum Parodontitisrisiko".

- Schritt 2 ist aus der allgemeinen Risikobeurteilung die genaue Suche nach den → „Ursachen aus der eigenen Situation".

- Mit dieser Vorbereitung wird Schritt 3 → „Wer hilft?" der richtige Einstieg für eine erfolgreiche Therapie beim Spezialisten.

- Parodontitisbehandlung ist Teamwork. Je besser Sie die Behandlung verstehen und mit dem Parodontologen zusammenarbeiten, desto besser wird der Erfolg sein. Somit machen Sie sich am besten nach der sicheren Diagnostik in Schritt 4 mit den Kapiteln → „Medizinisch basierten Behandlung zeitgemäß" und → „Umfassender Behandlungsansatz" vertraut.

- Schritt 5 ist das Kapitel → „Was kann ich zusätzlich tun und warum eine Zahnfleischerkrankung oft immer wieder kommt?"

Parodontitis - woher kommt sie ?
Ursachenverständnis für eine wirksame Behandlung.

NUTZEN

Lernen heißt verstehen und verstehen bedeutet Erfolg. Wollen Sie die Problematik der Parodontitis wirklich bewusst und nachhaltig angehen, dann finden Sie hier in nachvollziehbarer Form alle wichtige Informationen.

Kein Fan von zu viel theoretischem Wissen? Dann springen Sie zumindest zu „die wissenschaftlichen Fakts für jeden verständlich gemacht". Es lohnt sich!

„Wir behandeln nicht Krankheiten, sondern kranke Menschen." Sagt Ludolf Krehl. einer der Begründer der Psychosomatischen Medizin im Jahre 1907.

Schon fast tausend Jahre davor hat der arabische Arzt Ibn Sina (980 – 1037 n.Chr.)junge Studenten in der Heilkunst unterrichtet. Nach heutigen Maßstäben weiß er eigentlich wenig von Medizin und schon gar nichts von den schwierigen Zusammenhängen in der Biochemie.

Das Wesentliche hatte aber auch er als überzeugter Humanist schon erkannt:, „Wir behandeln nicht Krankheiten, sondern Menschen, die an Krankheiten leiden",

Parodontitis bedeutet

Parodontitis und die Gingivitis sind beides ernste Entzündungen des Gewebes um den Zahn. Parodontitis hat eine Wirkung auf den Gesamtorganismus.

Das Wort Parodont bedeutet wörtlich „um den Zahn herum". Die Entzündung des Gewebes um einen Zahn herum heißt so folgerichtig Parodontitis. Dabei ist das Weichgewebe mit allen stützenden Fasern genauso betroffen wie der Halteknochen des Zahnes.

Parodontitis beginnt immer dann, wenn typische Bakterien eine Entzündung auslösen und die Körperabwehr diese Entzündung nicht mehr erfolgreich beseitigen kann.

Es kann sowohl nur ein Zahn als auch das ganze Gebiss betroffen sein. Dabei trifft es Kinder, Jugendliche, Erwachsene und Ältere.

Die Parodontitis kann schnell oder langsam ablaufen, aggressiv oder zurückhaltend und chronisch in der zerstörerischen Wirkung sein.

Somit gibt es in der Parodontologie quasi nichts, was es nicht gibt.

In unserer modernen Medizin sind es noch keine hundert Jahre her, dass sich die ersten Forscher mit diesem Thema auseinander gesetzt haben. Es war der Fluch der Spartenmedizin, dass schon von Anfang an klar ausgemacht war: diese Erkrankung gehört in die Hand des Zahnarztes.

Zahnärzte waren zu dieser Zeit noch absolut von mechanistischem Denken geprägt. Die Mehrzahl war ja immer noch als Dentisten, also als eine Art Uhrmacher oder Klempner für die Zähne, ausgebildet.

Manch einer hat bis heute nicht verstanden, warum manches

vordergründige Zahnproblem nicht allein mit Werkzeug zu lösen ist. Sollten da nicht eher Ärzte mit medizinischem Schwerpunkt die führende Rolle spielen?

Gerade die Parodontitis als eine entzündliche Gewebeerkrankung macht die medizinische und sogar ganzheitliche Betrachtung so wichtig und die Entdeckung der Zusammenhänge so spannend.

Die Parodontitis in der Geschichte

Mit 20 Lebensjahren ist Parodontitis ein seltenes Thema, mit 40 wird sie deutlich interessanter und ab 60 haben zwei von drei Menschen damit zu tun. Damit gehört die Parodontitis schon fast in das Kapitel der degenerativen Erkrankungen und ist ein wichtiges Thema der Gegenwartsmedizin.

Verständlich aus heutiger Sicht, dass diese Erkrankung in den ersten Jahrtausenden der Menschheit kein vorrangiges Thema war und der fortschreitende Zahnverlust als unabwendbares Schicksal des, für damalige Verhältnisse, sehr alten Menschen gesehen wurde.

Der Franzose Fauchard war einer der ersten, der sich umfassend um die Probleme rund um den Zahn gekümmert hat. 1728 beschreibt er zum ersten Mal Zahnfleischerkrankungen, aber ohne näher darauf einzugehen.

1921 hatte Oskar Weski zunächst den Begriff Parodontose als Sammelbegriff für alle Erkrankungen (entzündliche und nicht entzündliche) des Zahnbettes eingeführt.

Erst seit rund 70 Jahren machen wir den Unterschied zwischen Parodontitis und Parodontose, wobei sich dieser letztere Begriff für die gesamte Krankheit so hartnäckig hält wie der Zahnbelag.

Die Unterscheidung entspricht der allgemein in der Medizin gebräuchlichen Definition, in der die Endung „-itis" für entzündlichen und die Endung „-ose" für allgemeinen und nicht näher verstandenen Gewebsschwund steht. Heute hat der Begriff Parodontose nur noch historische Bedeutung.

Die Parodontitis in Zahlen

Gezählt und statistisch ausgewertet wird die Parodontitis bei uns erst so richtig ab den 60er Jahren des letzten Jahrtausends.

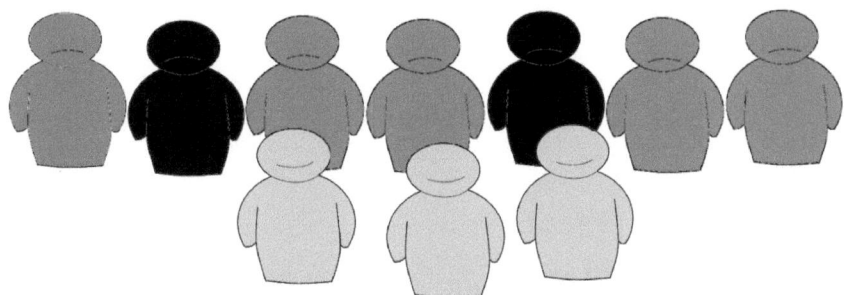

Nehmen wir die heutigen Zahlen, so hat die Verbreitung deutlich zugenommen.

Bei den Erwachsenen über 40 sind es über 50% mit einer mittelschweren und weitere 20% mit einer schweren Parodontitis. Gesund ist nur die vordere Reihe.

Nimmt man daraus die Gruppe der über 65- Jährigen, so sind es knapp 50% mit einer mittelschweren und weitere fast 40 % mit einer schweren Parodontitis!

Gerade bei den schweren Formen sind Männer noch etwas häufiger erkrankt als Frauen.

Vor vielen Jahren hat ein wichtiger Dachverband der Zahnärzte in Deutschland (die Deutsche Gesellschaft für Zahn-,Mund- und Kieferheilkunde) für 2020 das ehrgeizige Ziel gesetzt, die Parodontitis auf 10 % in der Altersgruppe der 35- bis 44-Jährigen beziehungsweise auf 20 % in der Altersgruppe der 65- bis 74-Jährigen zu reduzieren.

Davon sind wir leider gefühlte Lichtjahre entfernt.

Fakt ist: die Parodontitis bringt heute drei von vier Erwachsenen und sieben von acht Senioren in Gefahr, Zähne und Gesundheit zu verlieren!

Damit war die Parodontitis auch im Guiness Buch der Rekorde als Volkskrankheit Nummer 1.

Hier können Sie schon mit einem ersten Selbsttest starten. Das hilft Ihnen entweder zur entspannten weiteren Lektüre oder bei der gezielten Suche nach einem erfolgreichen Behandlungskonzept für den Umgang mit dieser Krankheit.
(Test als Wiederholung in → „Bin ich betroffen und was ist wohl mein Krankheitsbild ?"
Erklärung für den PSI → „Anamnese - Untersuchung – Diagnose → die klassischen Methoden").

Hat Ihr Zahnarzt in den letzen zwei Jahren einen PSI (parodontalen Screening Index) bei Ihnen gemacht?

ein solcher Test gemacht, **alles war bestens**	zutreffend	0 Punkte
ein solcher Test **wurde nicht gemacht**	zutreffend	1 Punkt
ein solcher Test **wurde gemacht, es gab Zahnfleischtaschen**	zutreffend	1 Punkt
ein solcher Test **wurde gemacht, das Zahnfleisch hat geblutet**	zutreffend	1 Punkt
	Punktsumme:	

ab 1 Punkt zutreffend besteht Handlungsbedarf !

Die wichtigsten Fakten

NUTZEN

Parodontitis in der Gesamtheit kann man nur verstehen, wenn man sich zuerst über die Strukturen und die Funktionen des Gewebes im Klaren ist.

Entstehung und Ablauf

Abbildungen und Beschreibungen des Zahnes mit Zahnhaltegewebe gibt es schon unzählige. Auf Zahnpastapackungen, Webseiten von Zahnärzten und von vielen anderen, oft selbst ernannten Experten für Parodontalbehandlung findet man alle Arten von Abbildungen der Zähne mit und ohne Parodontitis.

Leider sind die meisten Darstellungen nicht gerade zeitgemäß und zeigen, dass dieses komplexe System in seiner Funktion keineswegs verstanden wurde.

Funktionsgewebe: Knochen, Desmodont, Weichgewebe, Zahn

Der Zahn ist nicht im Knochen verwachsen. Er ist vielmehr in einer schachtähnlichen Höhle des Kieferknochens eingebettet (Zahnfach, parodontales Gewebe, Alveole).

Als Funktionseinheit hat er verschiedene Aufgaben zu erfüllen. Diese bringen sowohl Druck von oben als auch von allen Seiten auf den Zahn.

Ein Zahn ist deshalb sinnvollerweise mit einem komplizierten, faserähnlichen Gewebe in dieser Knochenhöhle fixiert. Diese desmodontalen Fasern bilden für den Zahn eine Aufhängung wie die Randverschnürung bei einem Trampolin. Der Zahn ist also elastisch abgefedert und doch sehr fest in der Alveole befestigt. Kommt Druck von oben oder der Seite, wird der Zahn entweder tiefer in sein Zahnfach gedrückt oder in der Achsenrichtung gekippt.

Das Gewebe zur Abdichtung dieser Aufhängung gegenüber der Mundhöhle ist das parodontale Grenzgewebe.

Schauplatz von Gingivitis und Parodontitis:

Als oberer Rand um den Zahn liegt das sichtbare Zahnfleisch (Gingiva). Es läuft als freie Gingiva, als Girlande um jeden Zahn und bildet zwischen den Zähnen die Zahnfleischspitzen (Zahnfleischpapillen).

Zwischen der Gingiva und dem Zahn gibt es eine umlaufende Rinne oder Furche, ähnlich einer schmalen aber tiefen Regenrinne (Sulkus gingivalis).

Die normale Tiefe liegt bei 1–2,5mm. Der Sulkus wird laufend mit Flüssigkeit, die aus dem Gewebe kommt, gespült.

Weiter weg vom Sulkus wird das Zahnfleisch dichter, mehrschichtiger und ist durch Fasern mit dem Knochen verbunden (attached gingiva).

Die eigentliche Abdichtung nach unten zum Fasergewebe macht das Saumepithel.

Epithele sind die Deckgewebe aus einer oder mehreren Lagen von Zellen. Mit dieser Konstruktion haben sie eine mechanische Schutzfunktion in Form einer Deckhaut. Zweite wichtige Funktion ist die Eigenschaft, Flüssigkeiten und chemische Stoffe von innen nach außen und von außen nach innen durchzulassen.

Dieses Saumepithel auf der glatten Zahnoberfläche ist eher einer Gummidichtung ähnlich als einem verwachsenen Gewebe und ist das wichtigste Gewebe für das Verständnis einer Parodontitis; sowohl bei der Erkrankung als auch bei der Behandlung und, soweit möglich, der Heilung.

Stützend um die Zahnwurzel liegt der Kieferknochen mit einer dünnen, kompakten Deckschicht (Knochenkortikalis) und einem schwammartig verzweigten Inneren (Spongiosa). Dieses Innere ist von vielen kleinen Blutgefäßen durchzogen, die eine wichtige Rolle beim Ablauf der Erkrankung spielen.

So sieht Parodontitis aus

Zahnfleisch um den Zahn herum, das in irgendeiner Form krank ist, sieht zuerst einmal fast immer so aus:
Die ganz natürliche blassrosa Farbe geht verloren und wird zum Rot bis Violett.
Die zierlichen Zahnfleischspitzen (Papillen) zwischen den Zähnen werden zu prall gefüllten Kegeln und das ganze Zahnfleisch blutet manchmal schon bei der geringsten Berührung. Bereits das Zähneputzen kann zu einer dramatischen Farbenshow im Waschbecken führen.

Nicht selten kommt ein typischer Mundgeruch dazu, der sich besonders morgens bemerkbar macht und den oft auch schon die Menschen im näheren Umfeld als störend wahrnehmen.
Schmerzen entstehen dabei recht selten.
Dieses Erscheinungsbild nennen die Zahnärzte das klinische Bild. Doch das allein hilft leider bei der Diagnostik noch nicht recht weiter.

Gingivitis

Gingivitis wäre die freundliche und harmlose Variante. Diese ist auch im theoretischen Ansatz noch leicht zu begreifen.
Wir gehen im Modell erstmal von einem vollkommen sauberen Zahn aus. Im Laufe des Tages legt sich immer wieder eine Schicht von Nahrrungsresten und freien Bakterien auf und um den Zahn.

Viel davon wird vom Speichel wieder weggespült und von den Gegenzähnen oder anderer Nahrung weggerieben. In Nischen und Grübchen und auch im Grenzbereich zum Zahnfleisch bleibt eine immer dicker werdende Schicht haften.

Auch hier hilft uns wieder der Speichel. Mit einem Sortiment von aktiven Substanzen wird diese Schicht verdaut. Andere Speichelstoffe wie Lysozym, Laktoferrin und Immunglobulin A wirken antibakteriell.

Durch unsere Ernährungsgewohnheiten reicht das leider nicht, um die Zähne dauerhaft relativ sauber und bakterienfrei zu halten.

Wird diese Schicht nicht durch Maßnahmen der Mundpflege entfernt, entwickelt sich in Phasen der bakterielle Biofilm (siehe unten "Biofilm"). Früher sagte man dazu Zahnbelag oder Plaque.

Ein Kontakt des Biofilms mit dem Zahnfleisch an den Papillen, im Sulkus und am Saumepithel führt zu einer Zahnfleischentzündung. Eine völlige Entzündungsfreiheit im Sulkus ist ausgeschlossen.

Wenn diese Entzündung klinisch wahrnehmbar ist heißt sie Gingivitis. Die Abwehr des Körpers funktioniert und verhindert ein tieferes Eindringen von Bakterien und deren Toxine.

Eine Gingivitis ist zum Glück eine lokal begrenzte Entzündung und, egal ob akut oder chronisch, heilt diese bei richtiger Behandlung aus, ohne Spuren zu hinterlassen.

Quantensprung von der Gingivitis zur Parodontitis

Auf dem Weg zur Parodontitis führt kein Weg an der Gingivitis vorbei. Sie ist immer die Vorstufe zur Parodontitis und unterscheidet sich doch immunologisch so grundlegend von ihr.

Eine Parodontitis ist grundsätzlich ein entzündlicher und zerstörender Prozess.

Egal ob akut oder chronisch: immer wird Gewebe abgebaut, das vom Körper nicht wieder repariert werden kann.

Der Übergang von der Gingivitis zur Parodontitis ist nicht automatisch und zwangsläufig, obwohl sich diese irrige Meinung noch hartnäckig hält.

Sorgfältige Diagnostik und Therapie der leicht heilbaren Gingivitis machen das Abrutschen in die zerstörerische Parodontitis meist vermeidbar.

Parodontitis

Einzig entscheidend für den Übergang von der Gingivitis zur Parodontitis sind die Abwehrvorgänge des Immunsystems.

Schauen Sie sich bitte die nachfolgende Schemazeichnung ganz genau an.

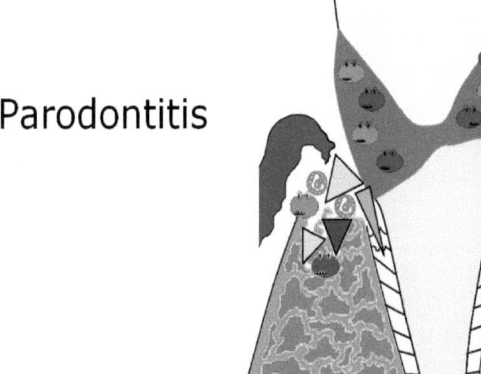

Parodontitis   Gingivitis

Rechts die Gingivitis. Ein der ausgewogene Vorgang zwischen dem bakteriellen Angriff und der Körperabwehr. Die kleinen Krümelmonster sind die Bakterien. Sie leben im Biofilm als Belag auf dem Zahn. Die grünen Helferlein sind die Zellen der Abwehr.

Diese Kette von leukozytären Abwehrzellen stellt die erste Verteidigungslinie der unspezifischen Abwehr. Es sind die Granulozyten (heute in der Literatur meist "PMN, PolyMorphkerniger Neutrophil "). Bei der Gingivitis ist diese Kette intakt. Weder Bakterien noch deren Toxine können tiefer in das Gewebe eindringen. Dieser Zustand könnte theoretisch lebenslang bestehen und es kommt zu keiner Parodontitis!

Wird diese Barriere durchbrochen, kommt es fatalerweise zu einer ganz neuen Szenerie. Das Immunsystem ist außerstande, den Angriff der Bakterien mit ihren Toxinen zu stoppen. Das ist der chaotische Zustand auf der linken Seite. Die Angriffsstoffe der Bakterien können als Keile in das Gewebe eindringen.
Die Parodontitis ist aktiv, der parodontale Zusammenbruch beginnt.

Der Mechanismus heißt jetzt: die Bakterienkolonie (Biofilm) zusammen mit dem leider dem damit verbundenen Zahn muss aus dem Körper entfernt werden, um den gesamten Organismus zu schützen und schlussendlich die Entzündung zu beseitigen.
Die Immunabwehr des Körpers beginnt damit, das Zahnhaltegewebe abzubauen und zu zerstören.
Das endet damit, dass der Zahn durch körpereigene(!) Stoffe aus seiner Faseraufhängung und seinem stützenden Knochen gelöst wird. Irgendwann ist der Zahn so locker, dass er aus dem Zahnfach fällt. Der massive Bakterienfilm an der Zahnoberfläche geht denselben Weg. Die entstanden Wunde des Zahnfachs heilt aus und der Körper wird gesund. So ist die Lösung des Abwehrsystems, um den Organismus in dieser kritischen Situation zu gesunden. Das Ende der Parodontitis an dieser Stelle bedeutet leider auch das Ende der Bezahnung an dieser Stelle.

Eigentlich ist die Erklärung ja gar nicht so schwer verständlich. Doch ohne die genauen biochemischen und immunologischen Kenntnisse der letzten zwanzig Jahre konnten wir als Zahnmediziner diese Zusammenhänge nicht vollständig begreifen.

Deshalb halten sich auch noch viele überholte Erklärungen und Ratschläge. Viele beruhen auf rein mechanistischen und banalbiologischen Vorstellungen.

Da waren die sogenannte Zahnplaque und der verkalkte Zahnstein, die den Zahn in unklarer Weise aus dem Zahnfach lösen.

So waren die Behandlungen häufig genau so simpel wie unwirksam: Entferne ich den Zahnstein gut und putzt der Patient gut, dann wird die Parodontitis schon weg gehen....

Ich werde Ihnen schrittweise erklären, wie das alles wirklich zusammenhängt und dazu bekommen Sie, wenn sie wollen, auch den wissenschaftlichen Hintergrund.

Die Eiligen können auch gleich zum 2. Teil des Buches springen und bei Bedarf zum tieferen Verständnis wieder zurück in die Fachkapitel.

Rolle der Bakterien

Unsere Mundhöhle ist der Lebensraum von mehr als 800 verschiedenen Bakterien. Glücklicherweise sind die meisten davon harmlose Haustiere.

Ab der Jahrtausendwende wurden durch die Fortschritte der Molekularbiologie viele Keime gefunden, die man mit den früheren Anzüchtmethoden auf Nährböden nicht nachweisen konnte. Darunter sind gerade viele der Keime, die direkt mit einer Parodontitis in Verbindung gebracht werden. Es sind solche Keime, die in der sauerstoffarmen Umgebung einer Zahnfleischtasche leben.

Heute ist die molekulargenetische Analyse dieser sogenannten parodontalpathogenen Markerkeime ein wichtiges diagnostisches Werkzeug beim Einsatz von antibiotischen Substanzen.
Das ist hauptsächlich Thema der Behandlung. Bei der Untersuchung hilft das nur eingeschränkt zur Beurteilung einer Erkrankung mit Parodontitis (siehe: Untersuchungsmethoden).

Alle parodontopathogenen Bakterien haben ein Gift (Endotoxin) aus Lipopolysacchariden (LPS) an ihrer Zellwand aus.
Diese Lipopolysaccharide können als Schlüsselstoff bei der Parodontitisentstehung gelten.
Die Endotoxine stimulieren körpereigene Fresszellen (z. B. Makrophagen) dazu, weit über das normale Maß hinaus Stoffe zu produzieren, die den Faserapparat des Parodonts zerstören (Kollagenasen). Dazu werden große Mengen bioaktiver Botenstoffe ausgeschüttet. Diese aktivieren die Knochenfresszellen (Osteoklasten) und bremsen die Knochenaufbauzellen.
Die Folge ist ein Abbau der ganzen Stützstruktur des Zahnes, also eine Parodontitis. Bei der Parodontitis handelt es sich demnach um einen durch Bakterien ausgelösten Selbstzerstörungsprozess des Körpers.
Die Namen der Hauptschuldigen lauten:
Actinobacillus actinomycetemcomitans
Porphyromonas gingivalis
Tannerella forsythia
Treponema denticola
Prevotella intermedia
und etliche weitere Hauptverdächtige.

Plaque, der historische Begriff

Zahnbelag ist die gut klebende, matte weißliche Schicht, die sich auf den Zahnoberflächen bildet. In dieser Schicht aus Nahrung und Speichel und Mineralien leben Bakterien.

Bakterien haben Stoffwechselprodukte, unter anderem Säuren, welche den Zahn angreifen (Caries) und die Schleimhäute reizen.

Die letzten dreihundert Jahre nannten die Zahnärzte das "Plaque".

Wenn diese Plaque nicht entfernt wird, verkalkt sie mit der Zeit und wird zu Zahnstein.

Soweit ist die ganze Geschichte schon ganz gut bekannt. Das war auch der Wissenstand in der Parodontologie bis zum Ende des letzten Jahrtausends.

Aber da hat hat sich in den letzten 25 Jahren enorm viel in der Wissenschaft getan.

Biofilm

Sie kennen alle die glitschigen und schmierigen Beläge auf Ufersteinen, in ungepflegten Duschkabinen oder in den Pulverschubladen der häuslichen Waschmaschine. Diese sind meist schwarzbraun oder gelbbraun. Allesamt sind das mikrobielle Matten mit mehr oder weniger algenförmigen Anteilen. Sie entstehen immer dann, wenn sich Mikroorganismen auf einer festeren Unterlage an der Grenze zu einer feuchten oder wässrigen Umgebung ansiedeln. Der allgemeine Begriff dafür heißt Biofilm.

Zahnmedizinisch setzt sich der Begriff „bakterieller Biofilm" erst langsam durch. Dabei waren es auch nicht Zahnmediziner, die sich ursprünglich auf die Suche machten.

Die Mediziner hatten das Problem, dass sich in Apparaten, Schläuchen, Instrumentenhohlräumen und anderen Strukturen immer wieder ein solcher Plaque ähnlicher Film bildete.

Dieser war durch Spülen mit Desinfektionsmitteln fast nicht entfernbar und brachte immer wieder gefährliche Infektionen, besonders in Krankenhäusern und Dialyseeinrichtungen.

Das aktuelle Problem der Legionellen-Infektion in Warmwasserrohren gehört auch zum Thema Biofilm. Selbst Kühlrohre und Schmierkanäle in der Technik können sich mit diesem schmierigen Film zusetzen.

Andere medizinisch bedeutsame Hohlräume gibt es natürlich auch in den Bronchien und Lungenbläschen, den Nasennebenhöhlen und den Ohrhöhlen.

Die Konsequenzen für die zunehmende Apparate-, Implantations- und Transplantationsmedizin können Sie sich gut vorstellen.

In Amerika wurden deshalb in den 80er Jahren ganze Forschungszentren eingerichtet, um diesen „Plaquefilm" zu analysieren.

Das Ergebnis war sensationell und spannend für die weiteren Therapieansätze: Der bisherig undefinierte Schmutzfilm entpuppte sich als genial konstruierter Mikrokosmos der Bakterienwelt.

Ausgereift ist der Biofilm ein Gebilde, das entfernt an den Aufbau eines Korallenriffs erinnert – ein hartes Grundgerüst mit unzähligen Höhlen und Bälkchen, darauf hunderte von Pflanzen und Lebewesen, die in einer sinnvollen und für alle vorteilhaften Umgebung leben. Es gibt Nahrung für alle, Wasser als Basiselement des Lebens und Schutz durch die Grundstruktur (Matrix) des Riffs.

Diesen Biofilm gibt es auf der Erde schätzungsweise seit mehr als drei Millionen Jahren – Zeit genug, sich perfekt zu entwickeln, um bei den verschiedensten Umgebungsbedingungen gut zu überleben.
Gerade eben auch in einer Zahnfleischtasche!

Wachstum des Biofilms

Zunächst liegen auf der Zahnoberfläche nur einzelne Bakterienhaufen. Gibt es genügend Nährstoffe vermehren sich diese durch Zellteilung.

Die Bildung des Biofilms setzt aber voraus, dass diese Bakterien untereinander Nachrichten austauschen. Sind nicht genügend Bakterien auf einem Haufen, ist die Bildung eines Biofilms noch nicht sinnvoll.

Diese Kommunikation geschieht mit chemischen Botenstoffen (Signalmoleküle, die man „autoinducer" nennt). Die Bakterien erfahren Informationen über die Nachbarbevölkerung und im gemeinsamen Wissen alles Notwendige über die Umweltbedingungen.

„Quorum sensing" (Abstimmung und Bewusstmachung) heißt dieser Vorgang. Wie in der Politik muss eine Mindestzahl von Stimmen erreicht werden, damit etwas passiert und eine Veränderung stattfindet.

Versetzt man sich in die Rolle der Bakterien, bringt diese Abstimmung etliche Vorteile.

Mikroorganismen stellen häufig Substanzen her, die andere Konkurrenzbakterien im Wachstum hemmen. Da bleibt mehr Nährstoff für die eigene Spezies.

Gleichartige Bakterien stimmen sich ab in der Produktion von krankmachenden Stoffen (Endotoxine) und werden so von ungefährlichen Bakterien zu krank machenden (pathogenen) Bakterien.

Ebenso stimulieren sich gleichartige Bakterien im Wachstum und regen sich gegenseitig an, die Gerüststruktur (Matrix) zu entwickeln.

Dabei bilden sich immer größere Zellhaufen mit einer einfachen, gallertartigen Matrix.

Diese Phase kann schon 12 bis 16 Stunden nach der Erstbesiedelung stattfinden (daran denken beim Zähneputzen!).

Struktur und Bedeutung der Matrix

Bei einem gereiften Biofilm, wir vergessen ab jetzt das historische Wort „Plaque", macht die Gerüststruktur bis zu rund neun Zehntel der Masse aus. In den Hohlräumen sind die Bakterienkolonien angesiedelt und der Rest ist speichelähnliche Flüssigkeit. Der Biofilm mit seiner Matrix liegt fest und wie eine flache lebendige Schale auf der Zahnoberfläche.

Die ganze Struktur ist aber nicht chaotisch angeordnet, sondern wohl organisiert.

Stellen Sie es sich vor wie das zitierte Korallenriff oder, noch einfacher, wie ein großes Wohnhaus. Massiv gebaut mit einem starken Dach, sehr luxuriös ausgestattet, mit gesteuerter Versorgung von Lebensmitteln, Müllabfuhr direkt aus jeder Wohnung und einer funktionierenden Raum zu Raum Telefonie.

Regen, Schnee und was sonst noch auf das Dach fällt, macht den Bewohnern kaum etwas aus.

Unser Problem mit dieser sicheren Behausung:

Hier überleben die Bakterien sogar in einer feindlichen Umgebung, die sich unter Umständen auch schnell ändert.

Bakterien in den obersten Etagen leben in einer sauerstoffhaltigen Umgebung und mit frischen Nährstoffen. Ganz unten gibt es dagegen kaum noch Sauerstoff und die Nährstoffe kommen meist nur durch

Diffusion an. In diesen Kellerwohnungen finden wir die Bakterien meistens in einer Art Schlafzustand vor.

Problem der Therapieresistenz

Leider haben wir gegen den organisierten Biofilm antimikrobielle Spüllösungen oder Antibiotika hier genauso ein Problem wie die Immunabwehr des Körpers.

Drei wichtige strukturelle Gründe sind dafür verantwortlich:

Wenn wir diesen Biofilm mit Desinfektionslösung spülen, dann wirkt die Lösung sicher noch ganz ordentlich in den oberen Etagen. Dort werden die Wirkstoffe schon teilweise verbraucht und können in tiefere Schichten aus physikalischen Gründen kaum eindringen.

Die Bakterien in den unteren Schichten überleben dabei meist ohne Probleme.

Die Bakterien im Biofilm sind auch nicht nur passiv dem Angriff ausgesetzt. Viele produzieren Enzyme, die Desinfektionslösungen im Biofilm unwirksam machen. Das unterscheidet sie von den ungeschützten, frei im Speichel schwimmenden Bakterien.

Selbst Antibiotika haben es schwer. Sehr viele davon wirken nur auf Bakterien, die stoffwechselaktiv sind. Schlafende Bakterien, wie die in den untersten Etagen, nehmen das Antibiotikum nicht auf. Nach einiger Zeit, wenn die Antibiotikabehandlung aufhört, haben diese Schlafzellen die Chance aufzuwachen und die oberen Etagen durch Vermehrung neu zu besiedeln.

KOMPAKT

Eine Zahnfleischentzündung ist immer die Vorstufe einer Parodontitis, muss aber nicht zwangsläufig mit der Zeit zu einer Parodontitis werden.

Parodontitis bedeutet immer Entzündung mit unwiederbringlicher Zerstörung von Zahnhaltegewebe.

Für die Infektion sind typische Bakterien verantwortlich, so genannte „Markerkeime".

Ein ausgereifter Biofilm (früher: Zahn-Plaque) ist weitgehend unempfindlich gegen Desinfektionsmittel, Antibiotika und selbst gegen die Immunabwehr des Körpers.

Immunologie

NUTZEN

Die Kenntnis des Immunsystems ist die einzige Tür zum Verständnis der Entstehungsgeschichte dieser Krankheit „Parodontitis".
Einmal verstanden, lässt sich damit die Wirksamkeit zahnärztlicher und eigener Behandlungen gut abschätzen .

Unser angeborenes Immunsystem ist die erste Verteidigungslinie gegen Mikroorganismen. Von seiner Funktion lässt es sich in eine angeborene unspezifische und eine erworbene spezifische Abwehr trennen. Beide Abwehrsysteme sind miteinander verknüpft, arbeiten bei vielen Vorgängen direkt zusammen und bestehen sowohl aus zellulären als auch aus löslichen Teilen.

Die unspezifische Abwehr, die bereits bei unserer Geburt ziemlich funktionstüchtig ist, richtet sich gegen häufig vorkommende Oberflächenstrukturen von Pathogenen. Dies ist genau der Fall beim Angriff der typischen Bakterien der Parodontitis.

Leukozyten sind die wesentlichen Zellen und die Untergruppe der Granulozyten (PMN) ist die häufigste. Sie sind diejenigen, die gegen Giftstoffe der Bakterien aktiv sind. Granulozyten reagieren ohne große Zeitverzögerung und ohne dass vorher ihr Abwehrgedächtnis programmiert werden muss.
Das unterscheidet diesen Mechanismus von der gelernten Reaktion, wie das bei vorherigen Erkrankungen oder Schutzimpfungen der Fall ist.

Die Abwehrwirkung dieser Granulozyten funktioniert im Wesentlichen so, dass zerstörende Enzyme aus der Zellwand abgesondert werden. Das ist gut für die Verteidigung gegen schädliche Bakterien und deren Giftstoffe. Weniger gut ist der Umstand, dass veränderte Granulozyten auch eigenes Gewebe angreifen können.
Insofern ein zweischneidiges Schwert, das im unkontrollierten Verlauf der Parodontitis zu der unheilbaren Zerstörung von Zahnfleisch und Knochen führt.

Ihre persönliche Immunreaktion entscheidet über Ihr Wohl und Wehe bei der Parodontitis
Wie das abläuft, ist im Detail bei Gingivitis und Parodontitis erklärt.

Einfluss der erblichen Faktoren
Jeder Mensch, der an einer parodontalen Erkrankung leidet, hat sich

zuerst einmal mit den typischen, parodontalpathogenen Bakterien infiziert.

Die Reaktion ist ganz unterschiedlich. Ein Teil der Menschen bekommt durch die bestehende und nicht kontrollierte Infektion eine ausgeprägte und Substanz zerstörende Krankheit. Andere zeigen kaum die Spur einer Parodontitis. Das liegt an den erblichen Faktoren, dem genetischen Einfluss im parodontalen Geschehen.
Jeder Mensch hat seine eigene, dosisabhängige Immunantwort.
So liegt im Durchschnitt nach der Fachliteratur übereinstimmend der Einfluss der Vererbung bei einem Drittel.

Mit ein bisschen Basiswissen aus der Genetik lässt sich das ganz verständlich nachvollziehen:
Die Erbsubstanz DNA liegt im Zellkern und ist dort auf die 23 Chromosomenpaare verteilt. 22 davon sind Paare aus gleichen Chromosomen und das letzte Chromosomenpaar macht den Unterschied zwischen Mann und Frau, das Y und das X Chromosom.
Wir haben also jeder 22 Doppelte und man nennt diese Zweifachausfertigung Allele.

Wenn jetzt ein solches Erbgut irgendwo dauerhaft verändert wird heißt das Mutation und die spielt sich auf der Ebene der kleineren Bausteine, der Aminosäuren, ab.
Dramatisch für die Erbveranlagung im Kampf gegen die Parodontalbakterien wird es dann, wenn diese Veränderung gerade in den Abschnitten der DNA-Erbsubstanz liegt, die für die Produktion der speziellen, regulierenden Eiweiße (Proteine) zuständig sind.
Dann werden diese Proteine fehlerhaft, soviel oder zu wenig produziert und damit funktioniert die Körperabwehr entweder falsch, über-

schießend stark oder zu schwach.

Der Abschnitt der DNA, in dem diese Pläne liegen heißt liegt VAMP3 und CAMTA1 und wurde bereits vor Jahren mit den gehäuften Infektionen durch Parodontalkeime in Verbindung gebracht.

Es gibt jetzt eine ganze Menge verschiedener erblich bestimmter, eiweißartiger Stoffe, die bei dem Entstehen der zerstörenden Parodontitis eine Rolle spielen. Diese heißen Proteinasen und sind Enzyme, die Gewebe aus Proteinen auflösen können. Ganz wichtig sind die Kollagenasen, die schon in der ersten Etappe der Parodontitis die Zahnhaltefasern zerstören.

Dem einem oder anderen Eiweiß werden wir noch in anderen Abschnitten begegnen. Klar ist, dass alle diese Stoffe Ihren Einfluss darauf haben, wie unser Abwehrsystem reagiert.

Es gibt da einen Stoff Interleukin, genau das Interleukin-1, abgekürzt IL-1.

Exakter handelt es sich um eine Gruppe um das IL-1 mit drei Hauptbestandteilen, aber ich nenne das Ganze jetzt vereinfacht IL-1.

Dieses IL-1 wird produziert, wenn es zu einer Entzündung kommt. Die ist ausgelöst durch die Angriffsstoffe der Bakterien. IL-1unterstützt die Entzündung indem es die knochenabbauenden Zellen fördert und die Knochenaufbauzellen hemmt.

Es wirkt wie Öl auf das Feuer und bringt den Knochenumbau zu höchster Aktivität. Nach den traditionellen Methoden der Diagnostik sieht der Zahnarzt erst nach Jahren im Röntgenbild den starken Knochenrückgang und merkt, dass er eigentlich viel zu spät kommt.

Hat der Mensch mit den aggressiven Parodontitiskeimen an seinen Zahnfleischtaschen eine vererbte hohe Produktionsmenge von diesem IL-1 und das in einer bestimmten Genvariante, dann verläuft die zerstörende Abwehrreaktion des Gewebes um den Zahn herum stärker und der Knochen um den Zahn wird rasant abgebaut.

Der Fortschritt in der biochemischen Untersuchungstechnik hat die Parodontologen soweit gebracht, dass mit einem recht einfachen und gar nicht so teuren Test untersucht werden kann, wie die Produktion von diesem IL-1 genetisch programmiert ist.
Wir kennen das Prinzip von solchen DNA Tests ja aus einschlägigen Kriminalgeschichten.
Auf dieser Ebene sind die modernen Parodontologen in der Lage, die ganze Patientenschaft bezüglich der Erbanlage in gering, mittel oder hoch gefährdet einzuschätzen.
Dazu genügt schon eine kleine, völlig schmerzlose Flüssigkeitsprobe aus der Zahnfleischtasche.
Das Ergebnis können sie dann den Patienten schwarz auf weiß als Laborbefund zeigen.

Aber bitte: Es ist das ist wieder nur ein Hilfsbaustein in dem hoch komplizierten Geschehen einer Parodontitis. Auf einen absoluten Test, der einen Messwert für die Stärke des gesamten Immunsystems angibt, müssen wir noch warten.

Die Vererbung bestimmt noch viel mehr:
Andere regulierende Gene haben erstaunlicherweise nicht nur Einfluss auf das Abwehrgeschehen bei der Parodontitis sondern sind gleichzeitig sogar von Einfluss für den Fettstoffwechsel, den Zuckerstoffwechsel und gelten damit als Risikofaktoren für Herz- und Kreislauferkrankungen.
Weitere Gene wirken gleichzeitig als Faktoren bei der Entstehung von chronischen, entzündlichen Darmerkrankungen oder bei der Diabetes,

der Zuckerkrankheit.

Ganz neue Studien haben einen erblichen Genkomplex mit der kryptischen Bezeichnung CDKN2BAS gefunden, der sowohl für Erkrankungen der Herzkranzgefäße als auch für Parodontitis verantwortlich gemacht wird.

Um das alles zu verstehen, werden seit wenigen Jahren in Forschungszentren auch hier in Europa die Gene von Tausenden von Patienten untersucht. Gene von Erkrankten und Gesunden sind dabei insbesondere innerhalb von Familien hochinteressant.
Mit dem rasanten Fortschritt der Molekularbiologie und Genetik wird es spannend, was den Parodontologen in den kommenden Jahren an weiteren Gentests zur Verfügung stehen wird.

Immunsystem und Belastung
(körperlich oder psychisch)

Ihr Immunsystem ist der einzige Schutz gegen eine Parodontitis. Ob dieser jetzt stärker oder schwächer ist, bestimmen auch eine Unzahl von Faktoren aus Umwelt und Ihrem eigenen Verhalten.

Exogene oder äußere Faktoren nennen wir dieses zusätzliche Risiko für eine Erkrankung (im Detail im zweiten Kapitel).
Aber was läuft grundsätzlich dabei ab, insbesondere bei zusätzlichen negativen Einflüssen auf das Immunsystem?
Was passiert, wenn das Immunsystem dadurch schwächer wird?

Der Arzt merkt es daran, dass die Bakterien beim Kranken die Überhand gewinnen. Die zerstörende Wirkung auf den Körper wird stärker.

Sie als Patient kennen die Auswirkungen: Man fühlt sich krank, die Schlappheit steigt und oft auch die Körpertemperatur. Entzündung und erhöhte Temperatur, entweder am Schauplatz einer örtlichen Infektion und generell als Fieber gehören immer zusammen.

Der ganze Stoffwechsel läuft auf Hochtouren und Belastungen jeder Art erhöhen das bekannte Adrenalin und auch das Hormon Cortisol im Körper. Große Mengen von Lymphozyten (die gehören zu den Leukozyten, also den weißen Blutkörperchen) werden freigesetzt.

Zu diesen Lymphozyten gehören etliche Spezialisten, die dann unter der zunehmenden Belastung und dem Einfluss des Cortisols leiden:

- Die sogenannten natürlichen Killerzellen machen ihre Aufgabe schlechter und weniger effektiv, ihre Giftigkeit gegen Bakterien lässt nach.
- Die Granulozyten (PMNs) schaffen es nicht mehr, so viele Bakterien und andere Fremdstoffe zu verdauen, weil diese nicht mehr so gut an der Zellwand kleben bleiben.
- Die Makrophagen, die großen Allesfresser in dem Gewebe um den Zahn, werden in ihren Aktionen gebremst.
- Die Plasmazellen dicht unter der Zahnfleischoberfläche funktionieren als Fabrik für das Immunglobulin A nicht mehr gut.

Gerade dieses Immunglobulin A (IgA) ist das wichtigste dieser Globuline im Speichel und in der Flüssigkeit des Zahnfleischrandes. Sie kennen es vielleicht als das immunstärkende Ding, das die Muttermilch für Säuglinge so wichtig macht.

Dieses Eiweißmolekül ist eine wichtige Abwehrbarriere. Als Molekül sieht es aus wie ein Y. Durch chemische Steckverbindungen kann es in genialer Weise Bakterien und auch Viren zusammenbacken und damit unschädlich machen. Ähnlich funktioniert das auch mit vielen Giften aus den Bakterien, die dann neutralisiert sind.

Je länger körperliche oder psychische Belastungen anhalten, desto dramatischer werden die Auswirkungen. Deshalb das alte Hausmittel für eine solche Situation: Bettruhe, Entspannung und bloß keinen Stress!
Bereits hier möchte ich Sie mit dem elemtaren Schema der Parodontitis vertraut machen. Immer wieder werden wir darauf zurückkommen, denn hier liegt der Schlüssel zum Gesamtverständnis dieser chronisch entzündlichen Erkrankung.
Wenn einmal die Abwehr des Immunos mit seinem Schirm durchbrochen ist, beginnt direkt danach die unwiederbringliche Zerstörung von körpereigenem Gewebe.

KOMPAKT

Viele Faktoren, erblich programmiert oder durch zusätzliche Risikofaktoren aus Umwelt und persönliche Lebensumstände bestimmen die individuelle Stärke des Immunsystems.

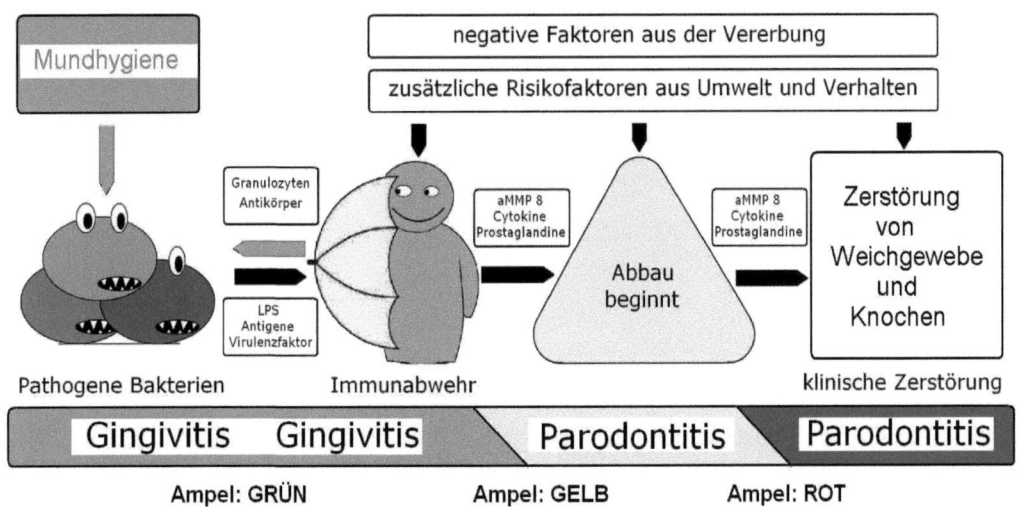

Ob sich die Parodontitis entwickelt hängt von der Stärke der Infektion und der Fitness der Immunabwehr ab.

Die Gifte der schädlichen Bakterien (LPS, Antigene, Virulenzfaktoren) **bestimmen**

die Reaktion der Immunabwehr (Granulozyten, Antikörper).

Bei Verlust des Gleichgewichts kommt es über Enzyme
(u.a. aMMP 8, Cytokine und Prostaglandine)
fortschreitend zum unwiederbringlichen Gewebeabbau.

Anamnese - Untersuchung - Diagnose

NUTZEN

Wenn Sie die Arbeit der zahnärztlichen Profis begreifen wollen und all die Diagnostikmöglichkeiten, insbesondere die der zeitgemäßen Diagnostik, kennenlernen wollen, sollten Sie hier weiterlesen.
Dieses Verständnis kann Sie mit Ihrem Zahnarzt zu einem höchst effektiven Team werden lassen.

Zielgerichtete Anamnese

Die Anamnese ist die zielgerichtete Befragung eines Patienten nach allen seinen Gesundheitsumständen. Der Arzt schreibt diese Informationen auf, um sie bei der Diagnostik nicht zu vergessen. Diese Definition liegt schon in der Deutung des Wortes Anamnese aus dem Griechischen.

Es geht um die aktuellen Beschwerden, die gesundheitliche Vorgeschichte, besondere Veranlagungen (z.B. Allergien), die Lebensumstände und das genetische Risiko. Eine sinnvolle Anamnese für parodontale Erkrankungen kann im Muster so aussehen, wie der ausführliche Selbsttest am Schluss des zweiten Abschnitts dieses Ratgebers. Anamnese und Untersuchung/Befundung sind verschiedene Dinge.

Untersuchung und Befundung auf Parodontitis

Ein Arzt, der eine Untersuchung durchführt, sammelt mit verschiedenen Untersuchungmethoden Befunde.

Gut und sinnvoll gelistete Befunde führen mit der Anamnese zu einer verlässlichen Diagnose. Aus der Diagnose zur Therapie zu kommen, ist dann der leichteste Teil des Weges.

Die klassischen Methoden

Die übliche Grunduntersuchung im Mund kennen Sie: Spiegel, Messsonde für die Zahnfleischtaschen und dann noch die verschiedenen Röntgenbilder mit einer großen Übersichtsaufnahme des Kopfes und der Kiefer mit den Zähnen (Panoramaröntgen oder vielleicht sogar Aufnahmen in 3-D).

PSI

Die stumpfe Parodontalsonde ist immer wichtig, um einen Überblick über die Zahnfleischtaschen zu bekommen. Wenige Zähne werden auf Blutungsneigung getestet. Dieser Test heißt dann „parodontaler screening Index" PSI und ist ein grobes Alarmsignal für eine Erkrankung im Zahnfleisch.

BOP

Bei einem solchen Alarm wird dann noch ein zweiter Sondentest gemacht: der Blutungstest an allen Zähnen wieder mit der stumpfen Parodontalsonde. Diese vollständige Untersuchung an allen Zähnen und je Zahn mit mehreren Messpunkten auch für die Tiefe der Zahnfleischtaschen ist der BOP Test (Bluten nach Probieren mit der Sonde, *Bleeding On Probing*).

Was bringt uns dieser so verbreitete Test? Dazu müssen wir uns erst mal darüber im Klaren sein, dass es jahrzehntelang gar nichts anderes gab als die mechanische Untersuchung.

Wegen der vermuteten häufig falschen Aussagen wurden schon vor vielen Jahrzehnten(!) insbesondere in der Schweiz sehr verlässliche, wissenschaftliche Untersuchungen gemacht. Dabei kam ein, für viele Parodontologen frustrierend, enttäuschendes Ergebnis heraus:

Blutet es an einem Zahn an mindestens drei oder vier untersuchten Stellen, dann ist es in einem Drittel (!) der Fälle eine Parodontitis, in den anderen Fällen eine einfache Zahnfleischentzündung am Übergang Zahn zu Zahnfleisch (Gingivitis). In der Anfangsphase einer Parodontitis ist damit kein Unterschied zur Gingivitis zu erkennen. Auch sichere Nachkontrollen sind allein mit dem BOP äußerst schwierig und unsicher.

Ohne Blutung ist die Aussage schon besser. Nur noch zwei bis drei von hundert Patienten haben dann trotzdem eine verborgene Parodontitis in der Tiefe der Zahnfleischtaschen.

Der Parodontologe oder Zahnarzt müsste demnach diesen Test häufig, vielleicht mehrmals im Jahr, an allen Zähnen machen. So hätte er zumindest eine halbwegs verlässliche Schätzung vom Entzündungszustand des Zahnhaltegewebes .

Röntgen

Röntgenbilder sind trotz der Strahlenbelastung unverzichtbar für die Beurteilung des Knochens um die Zähne und für das Erkennen anderer möglicherweise zusätzlicher Erkrankungen im Hartgewebe.

Moderne Verfahren mit dreidimensionaler Bildgebung sind bei ausgedehnten chirurgischen Behandlungen in der Planungsphase durchaus sinnvoll. Solche Geräte werden als digitale Volumen Tomographen bezeichnet (DVT) und sind in manchen Kliniken und Praxen schon zur Routineuntersuchung einer Parodontitis vorhanden. Begrenzt auf kleine Bezirke müssen Sie auch keine übermäßige Strahlenbelastung fürchten.

Das Tolle an den modernen digitalen Verfahren ist, dass der Parodontologe quasi durch verschieden Ebenen zoomen kann und erst recht im 3-D Modell so viel mehr über die Knochenstruktur erfährt.

Eine Entzündung sehen Sie jedoch im Röntgenbild nicht. Sie sehen bestenfalls das Ergebnis des Entzündungsvorgangs mit dem Knochenabbau.

Aus der jahrzehntelangen Erfahrung mit dem Problem Parodontitis weiß ich , dass beides, Sonde und Röntgen, längst nicht genug sind.

Eine vernünftige Diagnosestellung und Therapieplanung kommt nicht ohne zusätzliche medizinische Befunde aus.

Die Messung der Zahnfleischtaschen und der Röntgenbefund sind wie Dokumente einer schon abgelaufenen Zerstörung von Zahnfleisch und Knochen, eine Art parodontale Archäologie. Als Frühwarnsystem der aktiven Parodontitis sind Röntgen und Sonde definitiv nutzlos.

Auch die Modelle der Kiefer (Gipsmodelle nach Abformung) sind nur für wenige, aus der Kaufunktion bedingte parodontale Erkrankungen notwendig. Meist werden Abdrücke und Modelle routinemäßig genommen, ohne dass ein Verdacht für eine mechanisch-funktionelle Ursache einer Parodontitis vorhanden ist. Das deutsche Versicherungssystem verlangt immer noch diese Befundung und macht Modelle meist zur Grundlage einer Kostenübernahme.

Zeitgemäße Untersuchungsmethoden

Bis vor kurzem wurde in der zahnärztlichen Ausbildung vieles vermittelt was heute schlichtweg veraltet ist. Die alten Theorien über Zahnstein und Zahnbelag (Plaque) aus dem 19. Jahrhundert sind durch die Mikrobiologie und Immunologie längst überholt. Trotzdem wird weiterhin die Diagnostik und Behandlungsplanung häufig so betrieben, als gäbe es nichts außer der klinischen Untersuchung.

 Taschenmessungen, Blutungsmessungen und selbst Röntgen: alles Methoden die problembeladen sind. Sie haben nicht die geringste Aussagekraft für den weiteren Krankheitsverlauf und für das Risiko einer fortschreitenden Zerstörung des Zahnhalteapparates. Es sind Momentaufnahmen des aktuellen Zustandes.

Heute hat eine Diagnostik und Therapieentscheidung dieses komplexen Krankheitsbildes also wenig zu tun mit den blitzenden Instrumenten auf dem Tablett des Zahnarztes.

Längst ist es klar, dass der Komplex der Parodontitis ein Spiel zwischen einem bakteriellen Angriff und der Immunabwehr ist. Die Reaktion des Abwehrsystems des Körpers macht den größten Teil dieser Gewebezerstörung aus und nicht die Bakterien.

Die Zeiten von Schwert und Lanze sind vorbei. Wenn es um die Ursachenforschung von Krankheiten geht und um deren verlässliche Diagnostik, leben wir glücklicherweise im Zeitalter der biomolekularen und biochemischen Medizin.

Die vererbte Immunlage als Befund

Die Reaktion des Immunsystems spielt bei entzündlichen Erkrankungen ja bekanntlich eine Schlüsselrolle. Da wäre es doch schön, wenn sich biochemisch ein Analyseverfahren bieten würde, mit dem verlässlich eine Vorhersage getroffen werden kann.

Leider ist das nicht ganz so einfach. Viele der unterschiedlichen Formen auf der Erbsubstanz (Polymorphismen) haben leider bisher keinen vernünftigen Zusammenhang mit der Parodontitis gezeigt.

Bisher zeigt nur der Test auf ein bestimmtes Interleukin, das IL -1, zumindest bei eurasischen und kaukasischen Menschen relativ sinnvolle Ergebnisse. Der Labortest zeigt ganz gut an, ob das vererbte Risiko für eine Parodontitis gering oder hoch sein kann. Auch die Aussicht auf den weiteren Verlauf und die Chancen auf eine erfolgreiche Behandlung lassen sich damit ganz gut beurteilen und das noch am besten bei der langsam chronisch verlaufenden Parodontitis.

Ein solcher IL-1 Test ist schon seit einigen Jahren auf dem Markt.

Mit einer kleinen Papierspitze wird Flüssigkeit aus der Zahnfleischtasche aufgenommen und die Probe wird an das Labor geschickt. Wichtig ist, dass es an diesem Probezahn weder stark bluten darf, noch sollte aus dieser Zahnfleischtasche ein Sekret oder Eiter kommen. Nach wenigen Tagen hat der Behandler das ausgewertete erbliche Risikoprofil seines Patienten in der Hand.

Ein IL-1 Test gibt Antwort auf die Frage: Wie wird das Abwehrsystem auf den Angriff der Bakterien wahrscheinlich reagieren?

Über den aktuellen Zustand zum Zeitpunkt der Untersuchung gibt der Test keine Antwort.

Die Bestimmung der Immunlage ist _ein_ Baustein von vielen in der gesamten Risikobeurteilung eines Patienten.

Seriöse Wissenschaftler in den USA gehen im Routinebefund noch weiter: Hier wird postuliert, dass nach Zahnverlust durch Parodontitis auf jeden Fall ein IL-1 Test zu machen ist. Zeigt der Test ein erhöhtes Risiko soll der Patient auf das bis zu 3-fach erhöhte Risiko für weiteren Zahnverlust und auch die reduzierten Chancen bei einer Implantatversorgung hingewiesen werden.

Die Bestimmung der Bakterien als Befund

Von den 800 und mehr verschieden Bakterien kommt es nur auf die kleine Gruppe der „üblichen Verdächtigen" an.

Biochemisch bestimmte Bakterien zu erkennen, ist heute zumindest in der Praxis ein einfacher Vorgang. Mehrere Firmen bieten hier sehr ähnliche und durchaus bezahlbare Probensets an.

Zahnärzte nennen dieses Testverfahren allgemein „Markerkeim-Test".

Auch bei diesem Test werden kleine sterile Papierspitzen in die Zahnfleischfurchen gesteckt, das Papier saugt sich voll mit der Flüssigkeit und den Bakterien.

Das Entnahmeverfahren ist identisch mit dem Immunlage Test. Ein Probenset ist auf dem Markt erhältlich, das beide Tests gleichzeitig durchführt (Bakterien und Immunologie).

Im Labor ist die Analyse auch hier wieder höchste Kunst der Molekularbiologie. Das Verfahren heißt Echtzeit-PCR und untersucht die Nukleinsäuren aus der Erbsubstanz der Bakterien.

Also wieder so etwas ähnliches wie ein kriminalistischer DNA-Test um aus der Gruppe der verdächtigen Bakterien die Täter zu finden.

Die Bakterien zu kennen hilft, aber nicht für die Diagnose oder zur Beurteilung der Behandlungsbedürftigkeit einer Parodontitis.
Gibt es Gründe, zusätzlich mit Antibiotika zu behandeln, dann macht es Sinn, den bakteriellen Gegner zu kennen und das richtige Medikament als wirksame Waffe auszuwählen.
Dieses richtig gewählte Antibiotikum wird leider nicht in der Lage sein, die Parodontitis zu heilen. Es wird aus zwei Gründen verordnet:
- zur rein unterstützenden Therapie, damit die Keimzahl im Parodontitisgebiet reduziert wird. Dies kann bei der Heilung hilfreich sein und verhindert die schnelle Wiederbesiedlung.
- zum Schutz vor einem Ausschwemmen der Keime in den gesamten Körper. Dies kann bei Herz- oder Nierenerkrankungen oder auch bei einer allgemeinen Immunschwäche sogar lebensentscheidend sein.
Nicht mehr vertretbar ist der Einsatz des „Winkelhoff-Cocktails", einer früher üblichen Antibiotikamischung, die sich ohne Bakterienbestimmung nur am klinischen Bild orientiert.

Die Bedeutung eines Markerkeim-Tests als Routinemaßnahme zur Befundung wird leider ganz oft überschätzt.
Eine gemeinsame wissenschaftliche Stellungnahme der Deutschen Gesellschaft für Parodontologie (DGP) und der Deutschen Gesellschaft für Zahn-, Mund- und Kieferkrankheiten (DGZMK) sagt klar:

„Das Vorhandensein bzw. Fehlen bestimmter parodontopathogener Keime gestattet keine Klassifikation oder Diagnose einer parodontalen Erkrankung"
Deutsche Zahnärztliche Zeitschrift 60 (2005) 12

Bakterien im Gleichgewichtsverhältnis mit der aktuellen Abwehrlage bestimmen die Parodontitis. Nehme ich nur den Faktor Infektion mit Bakterien zum Test, bringt das allein keine Erkenntnis für die weitere Strategie der Behandlung.

Ich habe kein Signal aus diesem Test zur Früherkennung einer Parodontitis. Ich weiß noch nichts über die Entzündung und wie das Immunsystem reagieren wird. Der Test macht keine Aussage für die zukünftige Entwicklung.

Mit einem Markerkeim-Test weiß ich noch nicht einmal etwas über den aktuellen Zustand der Gewebezerstörung.

Die Bestimmung des Enzyms aMMP-8 als Befund

Hier wird es richtig spannend. Bisher waren wir Zahnmediziner recht hilflos, wenn es um die Frage ging, ob eine Parodontitis gerade aktiv Gewebe zerstörend ist. Diese Frage hat nicht nur bei der ersten Untersuchung, sondern auch bei den Wiederholungskontrollen die entscheidende Bedeutung für die richtige Wahl der Behandlung.

Matrix-Metalloproteinase-8, synonym Kollagenase-2, ist die Proteinase (Enzym), welche im Entzündungsfall das Fasernetz aus Kollagen, das den Zahn hält, abbaut und zerstört. Produziert wird diese in den Abwehrzellen.

 Diese MMP-8 setzt die ganze Kettenreaktion der Gewebezerstörung in Gang.
MMP-8 kann schon nachgewiesen werden, bevor andere Methoden eine Parodontitis anzeigen.

Anders als mit der Sonde oder dem Röntgen wird damit nicht die schon abgelaufene Parodontitis an den Folgen erkannt , sondern wir sehen damit schon das Frühstadium und die aktuelle Aktivität der Zerstörung von Gewebe.

Für den Parodontologen ist die aktive MMP-8 das blinkende gelbe Licht um frühzeitig eine wirksame Behandlung zu beginnen.
Das funktioniert wie bei der Verkehrsampel:
normal aktive MMP-8 ist grünes Licht und freie Fahrt für den Patienten. Sein Immunsystem funktioniert effektiv, also weiter machen mit der eingeübten Mundhygiene und dem möglichst risikoarmen Lebenswandel.
Überaktive MMP-8 ist gelb, vielleicht schon rot und erfordert dringend eine systematische Therapie. Ein Sprung zurück zum Schema: die gesteigerte Aktivität dieses Enzyms zeigt den Übergang vom beginnenden Abbau zur unwiederbringlichen Zerstörung.

Dabei ist die Durchführung des Tests absolut einfach und im Vergleich zum Nutzen recht günstig. Wieder werden kleine sterile Papierspitzen in die Zahnfleischfurchen gesteckt, um Sekret aufzusaugen. In einer anderen Version reicht sogar die Spülung des Mundes mit einer speziellen Probeflüssigkeit.
Ähnlich wie bei den vielleicht bekannten Schwangerschaftstests kann das Ergebnis in wenigen Minuten direkt mit demPatienten abgelesen werden. Dieser Test sagt dann qualitativ: eine aktive MMP-8 ist vorhanden oder nicht.

Genauer ist bei Bedarf sogar die Probenanalyse im Labor. Die Konzentration des gemessenen Enzyms gibt dann sogar die Stärke der Entzündung und somit der Parodontitis an. In Zukunft werden neben der MMP-8 auch systemische Entzündungsmarker wie hsCRP und TNF-α bei der Planung einer individuellen(!) Therapie an Bedeutung gewinnen.

Die Zauberformel heißt also:

Bei einem Verdacht auf Parodontitis wird der Test frühzeitig gemacht, um eine sichere Diagnose zu erstellen.

Nach der Behandlung zeigt der Test an, ob die Therapie erfolgreich war.

Zeigen andere Untersuchungen ein erhöhtes Risiko für Parodontitis, sollte der Test regelmäßig einmal pro Jahr gemacht werden.

Wirtschaftlich gesehen macht das absolut Sinn.

Behandlungen können frühzeitig einsetzen, bevor das Haltegewebe soweit zerstört wird, dass vielleicht sogar Zähne verlorengehen. Unnötige Behandlungen, die vielleicht sogar mehr Schaden anrichten als Gutes tun, werden damit vermieden.

Die Abbildung zeigt, wo die einzelnen Untersuchungsmethoden ansetzen:

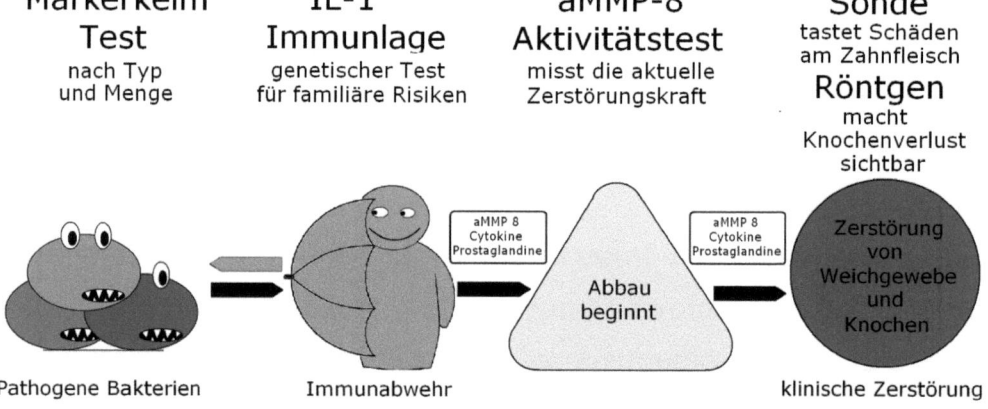

Diagnosestellung, Klassen der Parodontitis

Eine Diagnose zu erstellen geht nicht mit einem einzigen Untersuchungsergebnis. Dieses Wort aus dem Griechischen bedeutet ja, dass der Arzt nach den verschiedenen Befunden zu einem Urteil über den Krankheitszustand kommt.

Ein vernünftiges Diagnostizieren heißt geduldig Einzelergebnisse sammeln. Erst wenn das Puzzle vollständig und in sich schlüssig ist, darf der Arzt der Krankheit einen Namen geben.

Eine exakte Definition der Parodontitisdiagnose hilft Ihnen natürlich nicht viel weiter, macht die Sache aber für Ärzte überschaubarer. Ist die Diagnose erst einmal richtig gestellt, ist die Therapie eine Sache nach Lehrbuch. Zur Vollständigkeit gebe ich Ihnen eine stark gekürzte Übersicht der Definition nach der Weltgesundheitsorganisation WHO von 1999 und 2013 (daneben gibt es noch zahlreiche andere Aufstellungen):

K05.1 Akute Gingivits

K05.1 Chronische Gingivitis

K05.2 Akute Parodontitis

K05.3 Chronische Parodontitis

K05.4 Parodontose

K05.5 Sonstige Krankheiten des Parodonts

K05.6 Krankheiten des Parodonts nicht näher bezeichnet

Im Detail kann man das hier nachlesen:

http://www.icd-code.de/icd/code/K05.1.html

KOMPAKT

Jede Behandlung kann nur so gut sein wie vorher die ärztliche Diagnostik .

Eine effektive moderne Diagnostik macht häufig eine Zusammenarbeit von verschiedenen Fachärzten notwendig.

Einfach durchzuführende Tests aus der Molekularbiologie bringen zusätzliche Erkenntnisse, die mit herkömmlichen Methoden nicht zu erzielen sind.

Die wissenschaftlichen Fakten verständlich

Parodontitis ist eine Entzündungserkrankung des Gewebes um den Zahn. Das Wort bedeutet wörtlich übersetzt: „Um den Zahn herum Entzündung".

Es können einzelne Zähne oder alle Zähne betroffen sein. Die Krankheit verläuft akut und schnell oder langsam und gleichmäßig mit allen Varianten.

Kurz: es gibt keine Form, die es in der Parodontitis nicht gibt.

Anzeichen dafür ist meist ein blutendes Zahnfleisch, oder im fortgeschrittenen Zustand, ein sichtbarer Rückgang des Zahnfleisches.

Auslösend dafür sind bestimmte Bakterien, die als eine geordnete Schicht, dem Biofilm, auf der Zahnoberfläche liegen. Dieser Film ist in reifer Form für Medikamente und Desinfektionsmittel weitgehend unempfindlich.

Zwischen einer Entzündung im oberen Rand, der Gingivitis, und der tieferen Entzündung, der Parodontitis, muss streng getrennt werden.

Die Gingivitis ist nicht zerstörend für das Gewebe und wieder vollständig ausheilbar.

Die Parodontitis zerstört unwiederbringlich weiches Gewebe und Knochen um den Zahn und führt ohne Behandlung im weiteren Verlauf zum Zahnverlust. Durch die Entzündung lockert sich der Zahnfleischrand und es entstehen Spalten, die wir Zahnärzte Taschen nennen. In diesen Taschen können sich noch größere Mengen des Biofilms ansammeln und eine feste Struktur bilden. Mit Bausteinen aus Mineralien entsteht ein festes Gebilde, das allgemein noch als „Zahnstein" bezeichnet wird.

Der Grund für den Ausbruch einer Parodontitis liegt im Ungleichgewicht zwischen dem Angriff der Bakterien und dem Abwehrsystem des Körpers.

Nimmt der bakterielle Angriff über Hand und ist das Abwehrsystem dafür zu schwach, wird ein Zerstörungsprozess von Gewebe ausgelöst.

Damit schützt sich der Körper, indem er am Schluss den Zahn mit dem Bakterienfilm aus dem Körper entfernt.

Zahnverlust durch Lockerung heißt das dann und ist kein unabwendbares Schicksal!

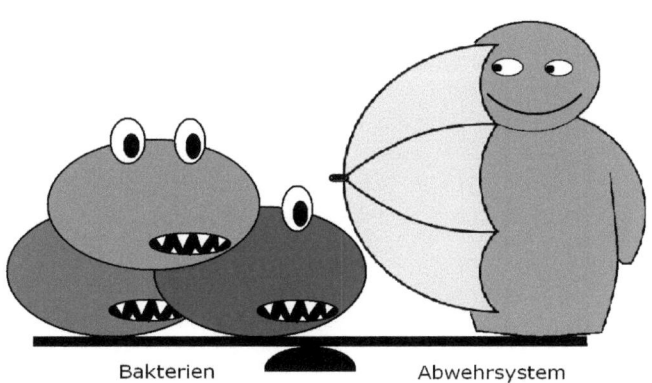

Bakterien   Abwehrsystem

 Die Stärke des Abwehrsystems hängt von vielen Umständen ab. Vererbte Anlagen sind genauso wichtig wie Belastungen durch Lebensweise und den verschiedensten Erkrankungen.

Zahnbettentzündungen haben unterschiedliche Formen und hängen mit komplizierten biochemischen Vorgängen zusammen. Das genaue

Bestimmen der Entzündung zur Planung einer richtigen Behandlung ist daher nicht einfach.

Bluten heißt nicht immer "Parodontitis". Beim Erkennen der Schäden einer Parodontitis ist die Krankheit dagegen oft schon sehr weit fortgeschritten.

Die zeitgemäße Untersuchung mit medizinischen Methoden (nicht die mechanische Methoden!) kann wie ein moderner Rauchmelder funktionieren. Die Behandlungsfeuerwehr kann eingreifen, bevor der ganze Dachstuhl brennt oder nur noch die Mauern stehen.

Diese Methoden sind Tests aus der Biochemie, die heute jedem Zahnarzt zugänglich sind und die im Kosten-Nutzen-Verhältnis auch noch dem Kranken Geld sparen.

KOMPAKT

Gesund oder krank im Zahnbett ist nur die Frage des Gleichgewichts.

Bakterientests sagen nichts aus über den aktuellen Zustand der Entzündung und sind nicht hilfreich für die Beurteilung der Zukunft der Erkrankung.

Der Schnelltest zur Parodontitis-Früherkennung und Risiko-Diagnose (Messung des Enzyms aMMP-8) zeigt die typische, zerstörerische Entzündung frühzeitig an.

Ganzheitliche Betrachtung
der Parodontitis

NUTZEN

Parodontitis darf nicht nur als örtliches Geschehen betrachtet werden. Die Information über die Zusammenhänge im gesamten Körper ist die hilfreiche Grundlage für eine ganzheitliche Therapie und für die Vermeidung von Folgeerkrankungen in anderen Organen.

Die heute übliche sogenannte Schulmedizin hat sich aus medizinhistorischen Gründen leider so entwickelt, dass häufig der Blick auf den ganzen Körper verlorengeht. Kardiologen kümmern sich um Ihr Herz, Endokrinologen als Drüsenspezialisten beispielsweise um die Diabetes und Zahnärzte eben um die Zähne und deren Umgebung.

Unser Körper ist definitiv nicht nur die Summe seiner Teile, sondern das Produkt von Funktionen seiner Teile. Immer wieder wird besonders bei chronisch Kranken der Fehler gemacht, dass einzelne Symptome behandelt werden, und der schwierige krankmachende Gesamtkomplex nicht erkannt wird.

Traurig ist es, dass hierbei nicht nur Lebensqualität oder Lebenszeit des Kranken verschleudert wird sondern auch dass Unsummen von Geld für Medikamente und Behandlungen ausgegeben werden. Selbst eine an sich hochwissenschaftliche Untersuchung über die Wirkung von Medikamenten kann auf Grund ihrer Ausrichtung auf die erkennbaren Beschwerden nicht die Gesamtheit einer Krankheit erfassen. Es wird nach der Besserung der Beschwerden gestrebt: das ist Symptomverbesserung und nicht Ursachenforschung.

 Studien der letzten Jahre weisen darauf hin, dass eine parodontale Entzündung nicht nur lokal, sondern – je nach Ausprägungsgrad – im ganzen Körper als chronische, manchmal kaum merkliche Entzündung nachweisbar ist.

Andere Organe können ausgelöst durch eine Parodontitis erkranken und im Gegenzug können Organerkrankungen verstärkend auf eine Parodontitis wirken. Beispielsweise ist das Risiko für eine wechselseitige Erkrankung bei Diabetes 3-fach, bei Schlaganfällen sogar bis zu 7-fach höher. Grund genug, sich näher mit diesen Zusammenhängen zu beschäftigen.

Für uns ist das nicht mehr überraschend, denn wir kennen ja bereits die Wechselwirkung zwischen bakteriellem Angriff und dem Immunsystem.

Genau genommen fahren wir ja alle, parodontologisch gesehen, lebenslang den Ampelparkour der Immunabwehr: Solange wir uns im grünen Bereich befinden, können wir glücklich sein, denn das Gleichgewicht ist intakt. Unsere Immunabwehr beschränkt sich die Basisfunktion gegen die Bakterien und es kommt zu keiner Gewebszerstörung.
Schon bei Gelb wird es kritisch, denn die MMP8 und andere Enzyme beginnen unwiederbringlich unser parodontales Gewebe zu zerstören.
Allerspätestens bei Rot heißt es dann ab in die Boxengasse: „Ganzheitliche Parodontalbehandlung" mit großem Service, denn hier sind die Schäden schon massiv.
Wenn diese Therapie nicht funktioniert, läuft vieles aus der Kontrolle.

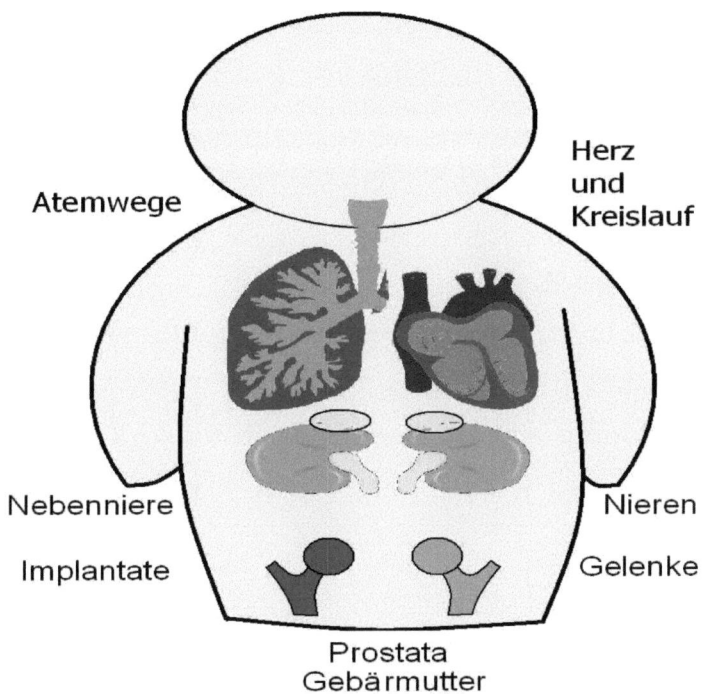

Atemwege

Herz
und
Kreislauf

Nebenniere

Nieren

Implantate

Gelenke

Prostata
Gebärmutter

Die Parodontitis und der Bezug zu anderen Organkrankheiten ist im Folgenden alphabetisch und nicht nach der Wichtigkeit dargestellt.

Asthma

Parodontitis und Asthma gehören beide zur Gruppe der chronisch bis akut entzündlichen Krankheitsbildern.

In beiden Fällen spielt das Immunsystem eine entscheidende Rolle. Ein wechselseitige Beziehung oder gegenseitige Ursächlichkeit konnte aber in keiner der Studien wirklich gefunden werden.

Atemwegserkrankungen

Es sind nur wenige Fälle beschrieben, in denen eine Parodontitis möglicherweise zu Entzündungen in den Atemwegen oder sogar zu einer Lungenentzündung geführt hat.

Es ist ein Glück für die Atemwege, dass der Großteil der typischen

Bakterien im Biofilm des Zahnfleischsulkus gebunden ist.

Gefährlich ist das allerdings bei einer ausgeprägten Immunschwäche oder zusätzlichen großen Risikofaktoren für Atemwegsinfektionen (Luftbelastung, Rauchen)

Diabetes

Diabetes als ererbtes Risiko

Den Diabetes mellitus in allen seinen Formen nennen wir meist kurz Diabetes oder die Zuckerkrankheit.

Die Bezeichnung kommt daher, dass klinisch diese Krankheit vordergründig durch die hohe Ausscheidung von Zucker im Urin erkannt wird.

Nach verlässlichen Schätzungen leidet fast einer von zehn Erwachsenen in Deutschland oder Österreich an der Diabetes und das mit beängstigend steigender Tendenz. Die konkrete Zahl dazu heißt allein vier Millionen in Deutschland und davon sterben zwei Drittel vorzeitig an den Krankheitsfolgen eines Diabetes!

Der Erwachsenendiabetes heißt Typ-2. Geschätzt ein Drittel der älteren Patienten weiß gar nicht, ob es schon an einer leichten Form der Diabetes Typ-2 erkrankt ist.

Der Typ-1 betrifft vor allem Jugendliche und Kinder und wir haben auch hier in unseren Ländern schon 2000-3000 Neuerkrankungen im Jahr, ebenfalls mit steigender Tendenz. Diabetiker des Typ-1 haben, auch bei längerer Krankheitsdauer, ein glücklicherweise geringeres Parodontitisrisiko.

Für beide Typen wächst der Anteil schneller als die Weltbevölkerung und das insbesondere in den sogenannten zivilisierten Ländern, die wir hier vielleicht besser als Industriestaaten bezeichnen.

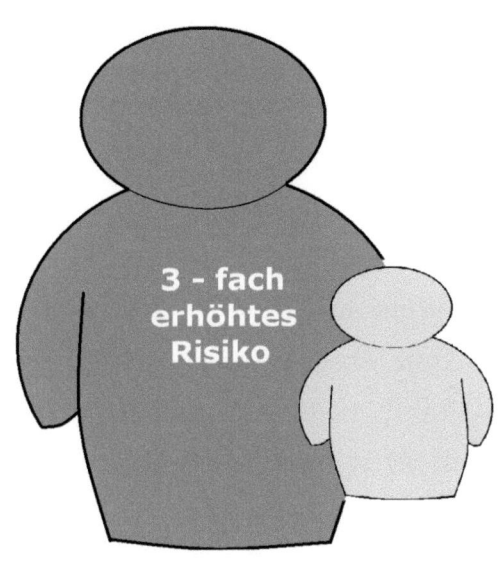

Dreifach höher ist das Risiko eines Diabetikers, an einer Parodontitis zu erkranken im Vergleich zum Gesunden. Konkret bedeutet das: Wenn ein Mensch ohne den Diabetes eine Chance von 25% hat, eine Parodontitis zu bekommen, so liegt die Wahrscheinlichkeit beim Diabetiker bei 75%.

Das kritische in diesem Zusammenhang ist, dass beide Erkrankungen sich wechselseitig negativ beeinflussen.

Wer einen Diabetes hat, erkrankt viel häufiger an Parodontitis und Parodontitis stellt ein erhöhtes Risiko für einen Diabetes und insbesondere für dessen Verlauf dar!

Eine schwere Parodontitis erhöht das Sterblichkeitsrisiko eines Diabetikers um den Faktor 5 bis 7. Wir rechnen hier jetzt besser den schockierenden Prozentsatz nicht aus....

Wenn Veränderung am Zahnhalteapparat in Form einer Parodontitis diagnostiziert werden, kann das bereits ein Hinweis für eine mögliche Mitbeteiligung eines Diabetes sein. Die Fachliteratur beschreibt sogar etliche Fälle von jungen Diabetikern des Typ-1mit einer ausgeprägten Parodontitis trotz guter Mundhygiene.

Dieser Zusammenhang in beiden Richtungen ist vielen Allgemeinmedizinern und Zahnärzten leider noch nicht so richtig ins Bewusstsein gerückt.

Dummerweise gibt es für die wechselseitige Überweisung von Krankenkassenversicherten zwischen Zahnmedizinern und Internisten nicht einmal eine gesetzlich strukturierte Vorgehensweise.

Eines haben die beiden Krankheiten gemeinsam: Viele Diabetes- genauso wie Parodontalerkrankungen werden erst erkannt, wenn die Auswirkungen schon deutlich erkennbar sind. In der Parodontitis bedeutet das, dass oft schon massive und nicht wieder heilbare Zerstörungen des Zahnhalteapparates vorliegen. Im Extremfall hat sich der Zahn schon verabschiedet.

Es gibt durchaus schon in der **Patientenbefragung** vernünftige Tests, die im Prinzip so aussehen können:

Fragebogen zum Parodontitisrisiko bei Diabetikern

Wann wurde Ihre Zuckerkrankheit erstmals erkannt?

vor weniger als 12 Monaten	normales Risiko	0 Punkte
vor 1 Jahr bis vor 10 Jahren	erhöhtes Risiko	2 Punkte
vor mehr als 10 Jahren	großes Risiko	5 Punkte

Wie hoch ist Ihr Zuckerwert (Hba1C-Wert)?

regelmäßig kleiner als 7	normales Risiko	0 Punkte
zwischen 7 und 9	erhöhtes Risiko	2 Punkte
größer als 9	großes Risiko	5 Punkte

Rauchen Sie Zigaretten? Bei Zigarren o.ä. Schätzen Sie!

gelegentlich oder weniger als 8 pro Tag	normales Risiko	0 Punkte
zwischen 8 und 20 pro Tag	erhöhtes Risiko	2 Punkte
mehr als 20 pro Tag	großes Risiko	5 Punkte

Wie ist Ihre körperliche Verfassung?

Ich bewege mich viel, mindestens 30min in der Woche sportlich	normales Risiko	0 Punkte
Ich bewege mich durchschnittlich und habe kaum Übergewicht	erhöhtes Risiko	2 Punkte
Ich treibe keinen Sport und habe Übergewicht	großes Risiko	5 Punkte

Wie sieht es mit Ihren Zähnen aus?

Ich habe noch fast alle Zähne, mein Zahnfleisch ist gesund	normales Risiko	0 Punkte
den einen oder anderen Zahn habe ich schon verloren	erhöhtes Risiko	2 Punkte
die Zahl meiner Zähne ist reduziert, das Zahnfleisch blutet oder hat in der Vergangenheit häufiger geblutet	großes Risiko	5 Punkte

Wie alt sind Sie?

unter 40 Jahren	normales Risiko	0 Punkte
zwischen 40 und 55 Jahren	erhöhtes Risiko	2 Punkte
Über 55 Jahre	großes Risiko	5 Punkte

Punktsumme: [   ]

Bei mehr als 5 Punkten in der Summe sollten Sie dringend einen Parodontologen aufsuchen und diesen über Ihre Diabetes und die Risikofaktoren informieren

Viel diskutiert wurde, ob die korrekte Einstellung des Blutzuckerwertes von Bedeutung für den Verlauf einer Parodontitis ist. Die neuesten Fachbeiträge zeigen einen enormen Einfluss auf das gesamten Abwehrsystem des Patienten.

Es wäre unklug, das Risiko zu unterschätzen:

 Sogar eine nur schwach erkennbare, man nennt das subklinische Entzündung im Zahnhalteapparat, führt mit anderen Risikofaktoren sehr schnell zu einer Parodontitis auch wenn der Blutzuckerwert gut eingestellt und gleichmäßig gehalten wird. Beim Typ-2 der Diabetes tritt dies gehäuft auf.

Wenn dann noch höheres Alter, Übergewicht und andere erbliche und Umweltrisikofaktoren dazukommen, kann es mit dem Zahnverlust ohne vernünftige Therapie ganz schnell gehen.

Diabetes als ein zweiseitiges Risiko
Die Parodontitis ist kein Geschehen, das sich nur auf den Bezirk der Zähne beschränkt. Parodontitis ist eine Entzündung, meist eine chronische und diese hat Ihre Fernwirkung auf andere Regionen des Körpers. Im Fall der Diabetes läuft das so ab:
Wie bei jeder chronischen Entzündung kommt es dazu, dass das Insulin an den Zellen, an denen es wirken soll, schlechter als üblich andocken und seine Wirkung entfalten kann.
Besonders bei dem Typ-2 Diabetes ist zusätzlich die Produktion und Freisetzung von Insulin in der Bauchspeicheldrüse durch die chronische Entzündung gestört.

Sie müssen auch an dieses Enzym MMP8 denken, das ich in dem Kapitel der zeitgemäßen Diagnostik als so wichtig beschrieben habe. Nichts hält diesen Stoff allein im Bereich der Zähne! Der Weg in die Blutbahn ist offen und dadurch wirkt dieses Gewebe abbauende Enzym auch in anderen Organen.

Der Gesunde kann zum symptomatischen Diabetiker werden, weil sein Insulin gestört produziert wird oder nicht richtig wirkt, und der Diabetiker braucht dadurch eine noch höhere Insulingabe mit allen Nebenwirkungen.

Ist eine Parodontitis bereits diagnostisch gesichert oder besteht ein dringender Verdacht, ist heute schon der der von der Deutschen Diabetes Hilfe empfohlene Diabetes-Risiko-Test® (DRT) ein einfach und unkompliziert im Praxisablauf einsetzbares Verfahren.

Auch mit einem unkomplizierten Blutzuckerschnelltest kann bei Verdacht eine möglicherweise bestehende Diabetes näher eingegrenzt werden.

Ergänzend ist der folgende Fragebogen jetzt, nicht wie vorher für den Internisten, sondern für den Zahnarzt gedacht.

Zwischen den beiden Fachrichtungen muss eine Schnittstelle hergestellt werden, auf der das ganzheitliche Gesundheitsproblem des Patienten besprochen werden kann.

Fragebogen zum Diabetesrisiko bei Parodontitispatienten

Wann wurde Ihre Parodontitis erstmalig erkannt?

vor weniger als 12 Monaten	normales Risiko	0 Punkte
vor 1 Jahr bis vor 4 Jahren	erhöhtes Risiko	2 Punkte
vor mehr als 4 Jahren	großes Risikos	5 Punkte

Wie haben wir Ihre Parodontitis jetzt eingeschätzt?

so gut wie ausgeheilt	normales Risiko	0 Punkte
weitesgehend stabil, keine aktuell aktive Parodontitis aber riskant	erhöhtes Risiko	2 Punkte
schwer kontrollierbar, mit wiederkehrenden aktiven Phasen	großes Risikos	5 Punkte

Haben Sie zunehmend folgendes bemerkt:

selten Müdigkeit, Schwäche, Sehstörungen und Infektneigung	normales Risiko	0 Punkte
Häufiger Müdigkeit, Schwäche, Sehstörungen und Infektneigung	erhöhtes Risiko	2 Punkte
verstärktes Durstgefühl und Harndrang, Gewichtsverlust?	großes Risiko	5 Punkte

Rauchen Sie Zigaretten? Bei Zigarren o.ä. Schätzen Sie!

gelegentlich oder weniger als 8 pro Tag	normales Risiko	0 Punkte
zwischen 8 und 20 pro Tag	erhöhtes Risiko	2 Punkte
mehr als 20 pro Tag	großes Risiko	5 Punkte

Wie ist Ihre körperliche Verfassung?

Ich bewege mich viel, mindestens 30min in der Woche sportlich	normales Risiko	0 Punkte
Ich bewege mich durchschnittlich und habe kaum Übergewicht	erhöhtes Risiko	2 Punkte
Ich treibe keinen Sport und habe Übergewicht	großes Risiko	5 Punkte

Wie sieht es Ihrer Familie mit Diabetes aus?

ich kenne in meiner Familie niemanden mit Diabetes	normales Risiko	0 Punkte
ein Elternteil oder Großelternteil ist/war zuckerkrank	erhöhtes Risiko	2 Punkte
Diabetes gibt es bei uns in der Familie häufiger	großes Risiko	5 Punkte

Wie alt sind Sie?

Unter 30 Jahren	normales Risiko	0 Punkte
zwischen 30 und 50 Jahren	erhöhtes Risiko	2 Punkte
Über 55 Jahre	großes Risiko	5 Punkte

Punktsumme:

Bei mehr als 7 Punkten in der Summe sollten Sie dringend einen Internisten aufsuchen und diesen über Ihre Parodontitis und die Risikofaktoren informieren

Diabetes – Parodontitis – Implantate

Bei Zahnverlust ist der Ersatz mit einem Implantat heute ein gängiges Verfahren. War die Vorgeschichte ein Zahnverlust durch Lockerung und chronische parodontale Entzündung, stehen die neuen Implantate von zwei Seiten unter Druck:

Dieselben Risikofaktoren, die eine Parodontitis auslösen können, machen beim Implantat die Entzündung um das Implantat, die Periimplantitis.

In der Einheilphase des Implantates macht ein Diabetes mellitus die Sache noch schlimmer: Ein schlecht eingestellter Blutzucker oder sogar Diabetes bedingte Gefäßerkrankungen stören die Einheilung des Implantats und sorgen von Anfang an für einen schlechteren Halt.

In vielen Fällen wird Diabetikern ähnlich wie Rauchern sogar von einem Implantat abgeraten. Das ist so nicht ganz korrekt: Diabetes stellt zwar definitiv einen erhöhten Risikofaktor für das Implantat dar. Aber um die Chancen auf eine gute und dauerhafte Einheilung zu beurteilen, müssen alle Risikofaktoren abgewogen werden. Der Patient und der Implantologe müssen über die persönlichen und durch die Krankheit bedingt geringeren Erfolgschancen sprechen und dann eine bewusste Entscheidung treffen.

Darmerkankungen

Parodontitis geht um Immunsystem und Entzündung. Immunologisch das wichtigste Kontaktorgan ist unser Darm. Seine wirksame Kontaktfläche bemisst sich immerhin in mehreren Hunderten von Quadratmetern.

Berücksichtigen wir die zwangsläufigen Mechanismen einer Immunreaktion mit den Folgen einer systemischen Entzündungsbereitschaft, dann wird es klar: Auch der Darm mit seiner Immunfunktion wird bei Entzündungsvorgängen akuter und chronischer Art in Mitleidenschaft gezogen.

Etliche Studien haben bereits gezeigt, wie die Therapie einer chronischen Entzündung bei einer gleichzeitigen, kontrollierten Darmsanierung erfolgreicher verläuft.

Dieser Sanierungsprozess spielt sich auf der Plattform des Immunsystems ab und damit ist der Umkehrschluss möglich: ein chronischer Entzündungsprozess, der nach der unsinnigen Fachbereichstrennung eigentlich nichts mit einer Darmerkrankung zu tun hat, sollte parallel therapiert werden, um in der Behandlung chronischer Darmerkrankungen einen dauerhaften Erfolg zu erreichen.

Zu diesem hochinteressanten Thema „Darm" empfehle ich das amüsante und gleichzeitig fachlich sehr informative Buch der Autorin Giulia Enders.

Herz- und Kreislauferkrankungen

Erkrankungen am Herzen oder des Kreislaufs gehören zu den häufigsten chronischen Erkrankungen. Besonders in den industrialisierten Ländern stirbt heute jeder Zweite daran. Ein Hauptgrund sind dabei gefäßverengende Erkrankungen (Arteriosklerosen) wie Herzinfarkte und Schlaganfälle.

 Eine schwere Parodontitis erhöht das Risiko für den Herzinfarkt um den Faktor 2 bis 3 und das Risiko für den Schlaganfall um den Faktor 2 bis 7.

Herz-Kreislauferkrankungen und Parodontitis sind beides chronisch entzündliche Erkrankungen. Die wechselseitige Beziehung entsteht hier direkt über die Blutbahnen.

Eine schädigende Wirkung funktioniert nach neuestem Wissen so:
Das Grundproblem ist immer die Gefäßverengung. Durch Ablagerungen von Fetten, Bindegewebe, Mineralien und Blutkörperchen entsteht ein Engpass. Auf einer glatten Gefäßinnenfläche passiert das in der Regel nicht. Dazu sind Schädigungen der Zellinnenwand und damit Rauigkeiten nötig. Schon kleinere Infektionen und Gewebszerstörungen können ausreichen.

Die Parodontitis schickt in der akuten Phase massenhaft die typischen Bakterien in die Blutbahnen. Die finden sich dann regelmäßig an den arteriosklerotischen Verengungen und verstärken dort die Entzündung der Gefäßwände. Der Effekt ist der gleiche wie am Zahnfleischrand: zusätzliche Schwellung und Gewebeauflockerung, die beide zur weiteren Verengung der Gefäße führen.

Logischerweise versucht der Körper diese Verengung zu reparieren und die enge Manschette in der Blutbahn zu entfernen. Dieser Vorgang ist im Konzept gar nicht so viel anders als beim Eindringen des bakteriellen Biofilms in die Zahnfleischtaschen.

In dieser Phase kommen die Gewebe zerstörenden Enzyme dazu. Das uns bekannte Enzym MMP-8 wird in den Zellwänden freigesetzt und führt zu einer weiteren Auflockerung und Rauigkeit der Zellwände.

Zusätzlich werden wohl aus dem Parodontitis Gebiet nicht unerhebliche Mengen an aktivierenden Substanzen für Enzyme wie die MMP-8 in die Blutbahnen ausgeschwemmt. Genauso wie die typischen Parodontitis Bakterien sind diese deshalb auch im Blut nachweisbar.

So bringt die weit entfernte Entzündung aus dem Mundraum an Engstellen der Blutgefäße durch einem zusätzlichen Mechanismus eine

Verschlechterung der Gefäßerkrankung.

Die dritte, noch nicht ganz geklärte Fernwirkung der Parodontitis liegt bei den Blutplättchen (Thrombozyten). Menschen mit Parodontitis haben auf jeden Fall eine höhere Konzentration dieser Thrombozyten im Blut. Ob das jetzt zuerst mit der Entzündung am Zahn oder mit der Fernwirkung an anderen Organen zu tun hat, ist noch nicht abschließend geklärt.

Für den Entzündungsgrad in den Blutgefäßen gibt es mittlerweile auch einen sehr aussagekräftigen Labortest. Die Aktivität eines Enzyms, der Lipoprotein-Phospholipase, kann in einer Blutprobe gemessen werden und gibt einen Hinweis auf Ablagerungen und Verengungen im Blutstrom lange bevor sich das durch Beschwerden klinisch erkennbar macht.

Die Parodontitis ist also ein eigener Risikofaktor für Erkrankungen der Blutgefäße. Kommen jetzt noch ein an sich mäßig hoher Bluthochdruck und andere Risikofaktoren dazu, kann bereits eine mittlere Parodontitis schon dramatische Auswirkungen auf die Blutgefäße haben.

Die Folgen der Gefäßverengungen sind bekannt:
Am Herzen kommt es zu einem akuten Verengungsverschluss an einem Blutgefäß. Das ist der Herzinfarkt.
Im Gehirn führen losgelöste Teile dieser gefäßverengenden Manschette zu einer Verstopfung in einer kleineren Blutbahn. Das ist der Schlaganfall.
Ganz aktuell liegt zu diesem Thema eine sehr verlässliche Untersuchung an der Universität Regensburg vor. Durch das moderne Verfahren der Messung der Pulswellengeschwindigkeit PWS wurde ein er-

staunliches Ergebnis nachgewiesen: die Blutgefäße von Patienten mit starker Parodontitis sind im Mittel rund 10 Jahre „älter" als die von Gesunden! So dramatisch hätten das sogar manche Experten vor einigen Jahren noch nicht erwartet. Da dieses Gefäßalter in ziemlich gutem Bezug zur Lebenserwartung steht, muss man besonders aufhorchen.

Herz-Kreislauferkrankungen sind eine ernste Sache und können wirklich lebensbedrohend sein. Nehmen Sie bitte deshalb den folgenden Test nur zur Orientierung und sprechen Sie auf jeden Fall mit Ihrem Arzt darüber, wenn auch nur ein geringer Verdacht besteht, oder Sie sich nicht sicher sind.

Die Behandlung einer akuten Parodontitis ist es gerade zwingend notwendig, wenn in irgendeiner Form gefäßchirurgisch behandelt werden soll (Bypass, Shunt etc.).

Auch hier ist ein absolut sinnvoll, wenn Zahnarzt und Arzt zusammenarbeiten.

Zwischen den beiden Fachrichtungen muss eine Schnittstelle hergestellt werden, auf der das ganzheitliche Gesundheitsproblem des Patienten besprochen werden kann.

Exemplarisch beschränken wir uns hier auf den Fragebogen beim Parodontologen, der Kardiologe wird hoffentlich in seiner Anamnese seinerseits nach einer möglichen Parodontitis des Patienten forschen. Ansonsten: sprechen Sie es bitte an!

Fragebogen zum Herz- Kreislaufrisiko bei Parodontitis

Schmerzen im Brustkorb, vielleicht sogar ausstrahlend, habe ich

nie	normales Risiko	0 Punkte
sehr selten und in Abständen von Wochen oder Monaten	erhöhtes Risiko	2 Punkte
gelegentlich, also ungefähr zwei oder drei Mal im Monat	großes Risiko	5 Punkte

Meine Blutfettwerte sind

normal, also unter 180mg/dL für LDL und unter 60mg/dL für die HDL	normales Risiko	0 Punkte
erhöht, also unter 220mg/dL gesamt und unter 90mg/dL für die HDL	erhöhtes Risiko	2 Punkte
stark erhöht oder: ich habe keine Ahnung	großes Risiko	5 Punkte

Mein Blutdruck liegt meistens ungefähr bei

weniger als 140 beim oberen und weniger als 90 beim unteren Wert	normales Risiko	0 Punkte
weniger als 160 beim oberen und weniger als 110 beim unteren Wert	erhöhtes Risiko	2 Punkte
über 160 beim oberen und über 110 als 90 beim unteren Wert	großes Risiko	5 Punkte

Mein Leben ist im Hinblick auf die familiäre und berufliche Situation

harmonisch und weitgehend ausgeglichen	normales Risiko	0 Punkte
ist ein Auf und Ab mit zeitweiligen Belastungen	erhöhtes Risiko	2 Punkte
ist geprägt von Zeitnot und/oder persönlichen Belastungen	großes Risiko	5 Punkte

Rauchen Sie Zigaretten? Bei Zigarren o.ä. Schätzen Sie!

gelegentlich oder weniger als 8 pro Tag	normales Risiko	0 Punkte
zwischen 8 und 20 pro Tag	erhöhtes Risiko	2 Punkte
mehr als 20 pro Tag	großes Risiko	5 Punkte

Meine Ernährung ist

ausgesucht, ausgewogen, mit Rohkost und wenig Fettem	normales Risiko	0 Punkte
wahrscheinlich durchschnittlich ohne großen Rohkost und Fischanteil	erhöhtes Risiko	2 Punkte
mir egal, Hauptsache es schmeckt	großes Risiko	5 Punkte

Wie ist Ihre körperliche Verfassung?

Ich bewege mich viel, mindestens 30min in der Woche sportlich	normales Risiko	0 Punkte
Ich bewege mich durchschnittlich und habe kaum Übergewicht	erhöhtes Risiko	2 Punkte
Ich treibe keinen Sport und habe Übergewicht	großes Risiko	5 Punkte

Wie alt sind Sie?

Unter 35 Jahren	normales Risiko	0 Punkte
Als Frau zwischen 35 und 55 , als Mann zwischen 35 und 45 Jahren	erhöhtes Risiko	2 Punkte
Als Frau über 55 Jahre , als Mann über 45 Jahre	großes Risiko	5 Punkte

Auf einem Bein stehe ich ohne umzufallen

problemlos mehr als 20 Sekunden	erhöhtes Risiko	0 Punkte
nur kurz und falle in deutlich weniger als 20 Sekunden um	großes Risiko	10 Punkte

Punktsumme:

Bei 10 Punkten oder mehr in der Summe sollten Sie dringend mit Ihrem Arzt über das erhöhte Risiko von Herz- Kreislauferkrankungen bei Parodontitis sprechen

Immunsuppression durch Medikamente

Es gibt Fälle, bei denen das so wünschenswert gut funktionierende Abwehrsystem Schwierigkeiten macht. Die Ärzte geben dann Medikamente, um die Abläufe im Abwehrsystem des Körpers zu dämpfen. Kortison ist dabei wohl die bekannteste Substanz aus einer großen Gruppe von immununterdrückenden Medikamenten.

Gründe für solche Therapien sind Autoimmunerkrankungen, rheumatisch bedingte Entzündungen der Gelenke, Allergien, eine HIV-Erkrankung und insbesondere Transplantationen oder der Ersatz von Organen.

In allen Fällen wird das Abwehrsystem soweit gebremst bis die ungewünschte Abwehr und Enzymreaktion nicht mehr schädlich für den Organismus ist. Eine solche Behandlung ist eine Wanderung auf einem schmalen Grat, denn diese Schwächung durch Medikamente reduziert gleichzeitig die Reaktion auf eindringende Bakterien und Viren.

Das gerade bei der Parodontitis so wichtige Gleichgewicht zwischen Bakterien aus dem Biofilm und der Abwehrbarriere des Körpers kann verloren gehen.

Bei einer immunsuppressiven Therapie ist die regelmäßige und wiederholte Kontrolle auf Zahnbetterkrankungen also absolut zwingend.

Krebs und andere Tumore

Schauen wir uns in der Fachliteratur der letzten 20 Jahre um. Da gibt aus verschiedenen Veröffentlichungen ein Reihe geradezu schockierender Zahlen:

Männer mit Parodontitis haben eine 49% höhere Wahrscheinlichkeit an Nierenkrebs zu erkranken, als Männer ohne Parodontitis.

Lungenkrebs soll bei Männern und Frauen über 50 Jahren 40% häufiger sein, wenn gleichzeitig eine Parodontitis vorliegt.

Das allgemeine Krebsrisiko soll 15% höher sein als bei gesunden Mundverhältnissen. Die Liste könnte noch weiter fortgesetzt werden.

Ich möchte keinesfalls die seriöse Absicht dieser Arbeiten in Frage stellen. Als vernünftiger Mediziner muß man aber den Unterschied machen zwischen erklärbar ursächlichen Zusämmenhängen und zufälliger Häufung.

Unbestritten ist es, dass bei einer zerstörenden Parontalerkrankung Enzymfaktoren vorkommen, die biochemisch quasi identisch sind mit den Zerstörungsfaktoren bei einem Krebs (die sogenannten Tumor Nekrose Faktoren, TNA).

Auch viele andere gewebsschädigende Faktoren wie Zytokine oder Prostaglandine sind typisch für beide Krankheiten.

Die Vorstellung, dass diese alle sich über einen unbekannten Mechanismus an einem anderen Organort sammeln, um dort einen Tumor zu bilden, braucht sicher noch schlüssigere Beweise.

Ganz anders sieht das mit den Krebsgeschehen im Mund aus. Der Zusammenhang, der mit Parodontitis-Zahnverlust nachgewiesen wurde, ist ein eindeutiger Zusammenhang .

Bitte nicht missverstehen: Parodontitis löst den Krebs nicht aus!. Wir sprechen hier von einem Zusammenhang der schädigenden Kofaktoren:

Rauchen, Stress, Alkohol, Fehlernährung, chronische Entzündungsbereiche und eine grob vernachlässigte Mundhygiene erhöhen jeweils schon für sich alleine das Risiko für Parodontitis und Krebs. Kommen einige oder sogar alle dieser Faktoren zusammen, sehen Sie den Maximalrisikopatienten für Parodontitis und Krebs vor sich.

Obdachlosigkeit und Schlafen unter den Brücken sind ein trauriges Leben. Allein verursacht das aber weder Parodontitis noch Krebs.

So sind dann auch die folgenden Zahlen zu interpretieren: 5-mal mehr Tumorerkrankungen allgemein im Mund, 6-mal mehr Zungenkrebs bei ausgeprägter Zahnbettentzündung und sogar bis zu 12-mal mehr Mundkrebs bei Menschen, die schon mehr als sechs Zähne durch Parodontitis verloren hatten.

Nierenerkrankungen

Das Thema ist kritisch für die Volksgesundheit und wirtschaftlich für das Gesundsheitswesen von großer Bedeutung. Viele chronische Nierenerkrankungen führen leider im späteren Verlauf zur Behandlung mit Dialyse, was einen enormen personellen, apparativen und finanziellen Aufwand bedeutet.

Die wissenschaftlichen Untersuchungen auf diesem Gebiet stützen sich, insbesondere in Amerika, auf Tausende von untersuchten Patienten im Alter von über 40 Jahren. Zusätzliche Risiken werden für 40-50% der Todesfälle durch chronische Nierenerkrankungen verantwortlich gemacht.

Die Parodontitis in der unbehandelten Form nimmt dabei eine wichtigen Platz ein. Ein eindeutiger Zusammenhang zu chronischen Nierenerkrankungen wurde immer wieder nachgewiesen.

Von der Seite der Nierenerkrankungen kommt es im Mundbereich schon im strukturellen Bereich zu Veränderung und gelegentlichen Wucherungen des Zahnfleisches und zu Mundtrockenheit mit vermindertem Fluss aus dem Zahnfleischsulkus.

Die Parodontis mit ihrer chronischen Entzündung belastet das bereits hochstrapazierte Abwehrsystem. Bestimmte Eiweiße im Blut (Akute Phase Eiweiße, CRPs) steigen in der Konzentration bereits durch die chronische Nierenentzündung an. Durch eine weitere chronische Entzündung im Zahnhalteapparat kann es zu Situationen kommen, die insbesondere für Blutwäsche- (Dialyse-)Patienten einen lebensgefährlichen Wert erreichen.

Dabei spielt offensichtlich die durch mangelhafte Mundhygiene nur schlecht kontrollierte massive Bakterienbesiedelung eine wichtige Rolle.

 Konsequenz daraus ist: chronische Nierenpatienten sollten sorgfältig auf Parodontalerkrankungen und insbesondere auf Fehler in der Mundhygiene kontrolliert werden.

Damit wird die Gesamtbelastung an Entzündungen vermindert, und das kann zu einer wesentlich verbesserten Lebensqualität führen.

Der Präsident der amerikanischen Akademie für Parodontologie und Lehrstuhlinhaber der Universität von Texas sagt sogar sinngemäß:

"Es ist ein faszinierender Gedanke, dass über die Kontrolle der Parodontitis und den Erhalt der eigenen Zähne die Häufigkeit und das Fortschreiten von chronischen Nierenerkrankungen vermindert werden kann."

Osteoporose

Bei der Osteoporose liegt eine Systemerkrankung vor. Das ganze Knochenskelett wird dabei poröser und im Ganzen bruchanfälliger. Es wäre interessant, einen Zusammenhang zur Parodontitis zu finden.

Wirklich nachvollziehbar ist bislang nur die Verbindung über das verstärkte Vorkommen mit zunehmendem Lebensalter.

Einzig bei der funktional, also durch falsche Kaubelastung bedingten Parodontalerkrankung, ist ein verstärkender Effekt vorstellbar.

Ein Nachweis zur Wechselwirkung mit bakteriell entzündlichen parodontalen Erkrankungen konnte bislang nicht gefunden werden.

Rheuma und Arthritis (Gelenksentzündung)

Zwischen der rheumatischen Arthritis und der Parodontitis ist die Verbindung wissenschaftlich gesichert. Beide Krankheiten sind in der Bevölkerung und insbesondere bei den älteren Menschen enorm verbreitet. Das macht es für uns dringlich, diesen Zusammenhang zu kennen.

Rheuma und Arthritis tritt meist zwischen 40 und 60 Jahren auf. Das ist genau der Lebensabschnitt, in dem die erstmalige Parodontitiserkrankung am häufigsten ist.

Frauen sind wesentlich häufiger davon betroffen.

Familiäre Vorbelastungen mit entsprechender Vorgeschichte machen die Erkrankung um vieles wahrscheinlicher. Bestimmte dafür verantwortliche Gene konnten bisher nicht zugeordnet werden. Über die Mechanismen der Körperabwehr tragen aber verschiedene Gene negativ oder positiv dazu bei, dass die Krankheit ausgelöst wird.

Das Risiko bei einer gleichzeitigen Parodontitis ist nach verschieden Studien um das 2 bis 9-fache höher.

Das bekannte Enzym MMP-8 (siehe: "Zeitgemäße Untersuchungsmethoden") ist ein wesentlicher gemeinsamer Krankheitsfaktor bei der Parodontitis und der rheumatischen Arthritis. Damit begünstigen sich die beiden Krankheiten im Wirkungskreis dieses Enzyms gegenseitig.

Eine Behandlung der Parodontitis reduziert die Symptomatik der rheumatoiden Arthritis ganz merklich. Aus diesem Grund halten es viele Rheumatologen für wichtig, dass beide Krankheiten gemeinsam mit einem Parodontologen behandelt werden sollten.

Der spezielle Rat für Rheuma und Arthritispatienten ist:

 Wenn die Erkrankung Arthritis sicher diagnostiziert ist, müssen Sie das verstärkende Risiko einer Parodontitis zusammen mit dem Zahnarzt ausschließen. Sinnvoll geeignet dafür ist im Augenblick nur der BOP-Test und dazu der Test auf die Aktivität des Enzyms MMP8 in den Zahnfleischtaschen.

Steht eine Operation an den Gelenken an (wie zum Beispiel korrigierende Chirurgie oder gar der Einsatz von Ersatzteilen/Implantaten) bevor, muss der Test kurz vorher nochmal aktuell erhoben werden.
Ein- bis zweimal pro Jahr macht der Kontrolltest auf MMP-8 danach in jedem Fall Sinn.

Zwischen den beiden Fachrichtungen muss auch hier eine Schnittstelle hergestellt werden, auf der das ganzheitliche Gesundheitsproblem des Patienten besprochen werden kann. Exemplarisch beschränken wir uns hier auf den Fragebogen beim Parodontologen, der Internist wird seinerseits das Parodontitisrisiko hoffentlich entsprechend in seiner Anamnese berücksichtigen.

Fragebogen zum Parodontitisrisiko bei Rheuma oder Arthritis

Wie sieht es mit Ihrer Zahngesundheit aus?

meine Zähne und das Zahnfleisch sind gesund	normales Risiko	0 Punkte
ich habe einige reparierte Zähne. Mein Zahnfleisch blutet selten	erhöhtes Risiko	2 Punkte
einige Zähne habe ich schon verloren	großes Risiko	5 Punkte

Meine Arthritis oder mein Rheuma ist

kaum merklich, ich brauche selten Medikamente	normales Risiko	0 Punkte
die Beschwerden wechseln, ich nehme häufig Medikamente dagegen	erhöhtes Risiko	2 Punkte
die Beschwerden sind dauernd, ich nehme dauernd Medikamente	großes Risiko	5 Punkte

Zur Behandlung meiner Gelenkprobleme ist geplant

diese weiter mit Medikamenten zu behandeln	normales Risiko	0 Punkte
diese durch Injektionen oder minimalchirurgisch zu behandeln	erhöhtes Risiko	2 Punkte
eine Gelenkprothese oder ähnliches ist geplant	großes Risiko	5 Punkte

Wie alt sind Sie?

unter 40 Jahren	normales Risiko	0 Punkte
zwischen 40 und 55 Jahren	erhöhtes Risiko	2 Punkte
Über 55 Jahre	großes Risiko	5 Punkte

Punktsumme:

Bei mehr als 5 Punkten in der Summe sollten Sie dringend einen Parodontologen aufsuchen und diesen bei Rheuma oder Arthritis über die Risikofaktoren informieren

Kinder – ein wichtiger Sonderfall

Kinder zeigen ein paar Besonderheiten bei der Erkrankung des Zahnhalteapparats, die Sie kennen sollten.

Chronische Zahnfleischentzündung - Gingivitis

Eine chronische Gingivitis gibt es bei Kindern durchaus häufig. Die Zahnfleischrandbereiche sind gerötet, geschwollen und bluten leicht bei Berührung oder sogar beim Versuch des Zähneputzens.

Meist liegt das wirklich nur daran, dass insbesondere kleine Kinder noch nicht gelernt haben, die Zähne richtig zu pflegen um den Baustein "Biofilm" wirksam wegzuputzen. Das ist altersmäßig völlig normal, manuelles Geschick entwickelt sich erst mit den Jahren.

Da sind Sie als Eltern mit Ihrer Unterstützung gefragt und vielleicht auch die professionelle Hilfe einer Hygieneassistentin in der Praxis Ihres Zahnarztes. Sie wird Ihnen dann gewiß auch richtig erklären wie wichtig dazu die Steuerung über die Ernährung und die Zahl der Zwischenmalzeiten ist. So vermeiden Sie garantiert erfolgreich Zahnbetterkrankungen und nebenbei Karies.

Mit Beginn der Pubertät kommen die Hormone mit ins Spiel. Progesteron und Östrogen zirkulieren vermehrt im Blut und führen im Zahnfleischrandbereich zu Veränderungen im Gewebe. Die Fähigkeit der Abwehrzellen wird in dieser Zeit insbesondere durch das männliche Testosteron geschwächt. Deshalb sind gerade die Jungs stärker anfällig.

Aggressive Parodontitis

Das typische Erkrankungsalter liegt zwischen 12 und 24 Jahren. Trotz einer ganz ordentlichen Mundhygiene und allgemeiner Gesundheit kann es in diesem Alter zu einer Erkrankung kommen, bei der in kurzer Zeit besonders an den Schneidezähnen und den großen

Backenzähnen viel Gewebe verlorengeht.

Hier ist bei den ersten Anzeichen, meist einer heftigen Blutungsneigung im Zahnfleischrandbereich, eine sorgfältige Untersuchung notwendig. Es kann sogar das ganze Sortiment von medikamentösen und unterstützenden Massnahmen notwendig sein, um hier Dauerschäden zu vermeiden.

Aggressive Parodontitis im jungen Alter ist einer der wenigen Fälle, bei dem als Routinemassnahme eine Bestimmung der Markerkeime (→ "Die Bestimmung der Bakterien als Befund") sinnvoll ist. Fast regelmäßig kommen hier gezielt Antibiotika zum Einsatz.

Auf jeden Fall muss alles schnell gehen, denn diese Form der Parodontitis heisst zurecht: aggressive Parodontitis.

 Sogar ein Zahnverlust durch fortgeschrittene Lockerung wäre in diesen jungen Jahren möglich aber bei rechtzeitiger Diagnose zum Glück vermeidbar.

Besondere Risiken für Frauen

Menstruationsphase – das kurzzeitige Risiko

Während der Menstruationsphase tritt gelegentlich und bei einigen Frauen sogar mit einer gewissen Regelmäßigkeit eine erhöhte Blutungsbereitschaft im Zahnfleischrandbereich auf. Die Zahnfleischrandbereiche sind dabei oft auch stärker gerötet und geschwollen, die kleinsten Gefäße sind durchlässiger und der Zusammenhalt zwischen den Zellen ist nicht so eng und fest wie üblich. Kurz nach der Periodenblutung verschwindet diese Zahnfleischentzündung auch wieder und stellt keine wesentliche Gefahr für eine Entgleisung in die Parodontitis dar.

Erst wenn dieser Zustand mehrere Wochen andauert, wird es ernst. Dann ist die gleiche Abklärung wie bei jeder anderen Zahnfleischblutung nötig.

Ein leicht blutendes Zahnfleisch in dieser Phase ist kein Grund, die übliche Mundhygiene wegzulassen. Im Gegenteil darf hier eher noch etwas mehr Aufwand getrieben werden (siehe: „Unterstützende Begleitmaßnahmen"). Die übliche Zahnbürste kann eine Stufe weicher gewählt werden, und Sie sollten etwas mehr Zeit in ein schonendes Putzen investieren.

Hormonelle Umstellungen – das langfristige Risiko
Die Pille - Verhütung mit synthetischem Progesteron oder/und Östrogen

Diese Hormonpräparate simulieren im Körper der Frau ja einen Zustand, der in vielem dem Zustand der ersten Schwangerschaftsmonate entspricht.

Das Zahnhaltegewebe hat Andockstellen für die beiden bekanntesten Hormone, das Östrogen und das Progestoron. Besonders das Progesteron steuert im Gewebe die Versorgung mit kleinsten Blutgefäßen und deren Durchlässigkeit.

Es wird in verschiedenen neueren Studien sogar die These aufgestellt, dass diese beiden Hormone indirekt wichtige Wachstumsfaktoren für typische Parodontitiskeime auslösen.

Glücklicherweise wurden ja immer neue Pillen entwickelt, die mit immer geringeren und vorteilhafter ausbalancierten Hormonmischungen zwar immer noch gut wirken, aber keinen so großen Einfluss mehr auf das Parodontium haben.

Wechseljahre (Klimakterium) und die Zeit danach

Viele Frauen spüren in diesen Jahren auch in ihrem Mund, dass sich etwas verändert. Häufig fühlen sich die Mundschleimhäute trockener an. Es kommt zu Gefühlen von schwer definierbaren Schmerzen am Zahnfleisch und einem brennenden Gefühl, insbesondere im Zungenbereich. Auch die Farbe des Zahnfleisches kann mehr heller oder dunkler erscheinen.

Dies hängt alles mit den verminderten weiblichen Hormonen im Körper zusammen. Damit sind wir wieder mitten in diesem neuroendokrinen Regelkreis, in dem die Soll- und Istwerte der verschiedenen Hormone geregelt wird.

Hier ist es allerdings so, dass eine mögliche Parodontitis eher durch den verminderten Spülfluss in den Zahnfleischtaschen begünstigt wird. Eine deutliche Risikoerhöhung allein durch Hormonumstellung im Klimakterium ist in der Fachliteratur keineswegs schlüssig zu finden.

Schwangerschaft – der parodontale Sonderfall

Es gibt durchaus einige Studien, die den Verdacht nahelegen, dass im Rahmen einer Schwangerschaft die Auslösefaktoren für eine Parodontitis ein leichtes Spiel haben.

Wenn Sie auch in dieser Zeit Ihr Zahnfleisch besonders sorgfältig behandeln können Sie getrost Sie den alten Satz: „Jedes Kind kostet einen Zahn" vergessen!

In der Schwangerschaft, besonders in den letzten Monaten, kommt es sicher häufiger zu einem Zahnfleischbluten, also einer Gingivitis. Das liegt aber daran, dass es bei der Frau mit fortschreitender Schwangerschaft zu einer natürlichen und zweckmäßigen Lockerung im Bindegewebe kommt. Diese Lockerung wird später die natürliche Geburt leichter machen.

Eine Entzündung jeder Art muss bei einer Schwangeren ernst genommen werden, denn die Abwehrvorgänge betreffen auch den Organismus des werdenden Kindes. Unser bekannter zentraler Entzündungsstoff aus dem Parodontium, die MMP-8, kann möglicherweise sogar einen zerstörenden Einfluss auf die Fasern der Fruchtblase haben.
Seriöse amerikanische und europäische Studien sehen sogar einen direkten Zusammenhang zwischen einer Parodontitis bei der werdenden Mutter und einer Häufung von Frühgeburten oder vermindertem Geburtsgewicht. Je nach Studie heißt das: Eine unbehandelte Parodontitis erhöht das Frühgeburtsrisiko um bis zu 20% oder macht Frühgeburten bis zu 7 mal häufiger.
Besonders intensive Pflege des Zahnfleisches ist in der Schwangerschaft grundsätzlich das erste Mittel der Wahl.
Dazu gehören auch die Mittel und Maßnahmen aus der alternativen Medizin, der Homöopathie und Naturheilkunde. Das sind die Mittel, die sich als „Unterstützende Begleitmaßnahmen" zur Kontrolle einer Zahnfleischerkrankung als nützlich gezeigt haben . Erstes Gebot ist dabei die unbedenkliche Anwendung bei Schwangeren!

Für den Zahnhalteapparat der Mutter ist eher die Zeit nach der Geburt, die gefährlich werden könnte. Ich spreche da von zusätzlichen, äußeren Risikofaktoren.

Da ist manchmal der Stress im erweiterten Sinne durch neue, zusätzlich fordernde Aufgaben. Schlafmangel und die Konzentration auf neue Aufgaben tun ein Übriges. Da bleibt für die Mutter nicht viel Zeit für sich selbst und für die vorher so genau und sorgfältig durchgeführte persönliche Mundhygiene. Ein Bluten am Zahnfleisch und andere Symptome werden nicht so ernst genommen oder gar nicht wahrgenommen.

Aus diesem Grund mein Rat: Planen Sie in den Monaten nach der Geburt eines Kindes eine Kontrolle beim Parodontologen ein und kontrollieren Sie auch selbst den Zustand Ihres Zahnfleisches. Ihr Kind soll nicht schon in den ersten Lebensmonaten massiv mit Mundkeimen in Kontakt kommen!
Kombinieren Sie doch ganz einfach ein Datum der ersten U-Untersuchungen des Kindes mit der Erledigung Ihrer eigenen Zahnfleischkontrolle an den Tagen davor oder danach.
Und bitte vergessen Sie nicht die Routinepflege, die Sie in der Zeit vor der Schwangerschaft vor einer Parodontitis geschützt hat.

Besondere Risiken für Männer

Prostata

Bei dem typischen Männerproblem im höheren Alter scheint es durchaus einen Zusammenhang mit anderen chronischen Erkrankungen wie der Parodontitis zu geben.
Wieder dabei ist ein Enzym aus der Gruppe der Enzyme der Körperabwehr, das PSA (Prostata spezifisches Antigen). Dieses PSA ist im Blutspiegel erhöht, wenn die Prostata entzündet ist oder wenn sich ein Krebs entwickelt. Bei verlässlichen Studien wurde herausgefunden, dass bei gleichzeitiger Parodontitis diese Konzentration von PSA noch viel höher ist.

Hier müssen wir jetzt bei der Befundung aufpassen, um nicht zu einer falschen Diagnostik zu kommen. Ein stark erhöhtes PSA wird oft als

Anlass genommen, die Prostatata zu operieren mit allen negativen Folgen für den Mann.

Es geht also darum zu unterscheiden, ob nicht gleichzeitig im Mund eine zerstörende Parodontitis vorliegt. In diesem Fall macht es Sinn, zuerst und am besten ganzheitlich die Behandlung der Entzündung im Mundraum anzugehen und dann erst erneut die Therapieentscheidung für die Prostata aufs Programm zu setzen.

Wieder eine Aufgabe für die Zusammenarbeit zwischen Ärzten und Parodontologen.

Impotenz

Verblüffend ist, dass nach der Fachliteratur von dieser Nebenwirkung einer ausgeprägten Parodontitis besonders jüngere Männer unter 30 Jahren und Männer im hohen Alter von über 70 Jahren (!) betroffen sein sollen.

Der Zusammenhang wird über die chronische Entzündung hergestellt. Über die längere Zeit sollen wieder die entzündlichen Enzyme zu einer Schädigung der Blutgefäße führen und einen ähnlichen Effekt auslösen wie bei der allgemeinen Schädigung des Herz- und Kreislaufsystems.

Das Krankheitsbild einer Impotenz ist aber so vielschichtig, dass ich diese Zusammenhänge mit großem Vorbehalt verstanden wissen möchte.

KOMPAKT

Parodontitis hat für viele anderen Organe eine nachgewiesene schädliche Wirkung. Das Risiko, eine dieser Krankheiten zu bekommen ist dann immer um ein Mehrfaches höher.

Über diese Sammlung von Wechselwirkungen zu anderen Organen haben Sie gesehen, dass es unter dem Strich grundsätzlich nur um Eines geht:

Ein vernünftigen Gleichgewichtszustand zwischen Schädigung und Reparatur im Gewebe, zwischen bakteriellem Angriff im Mundraum und der Körperabwehr .

Abwehrsystem heißt der verbindende Faktor. Wenn Sie jetzt noch im folgenden Kapitel die Risiken für das Gesamtsystem „Körper" dazunehmen, ist die Strategie bei der Therapie von Parodontitis völlig klar:

Es geht darum, alle vermeidbaren Belastungen von den Schultern des Abwehrsystems zu nehmen und es gleichzeitig mit allen zur Verfügung stehenden Mitteln zu unterstützen.

Die Kästchen über dem bildlichen Ablauf sind diese elementare Erkenntnis:

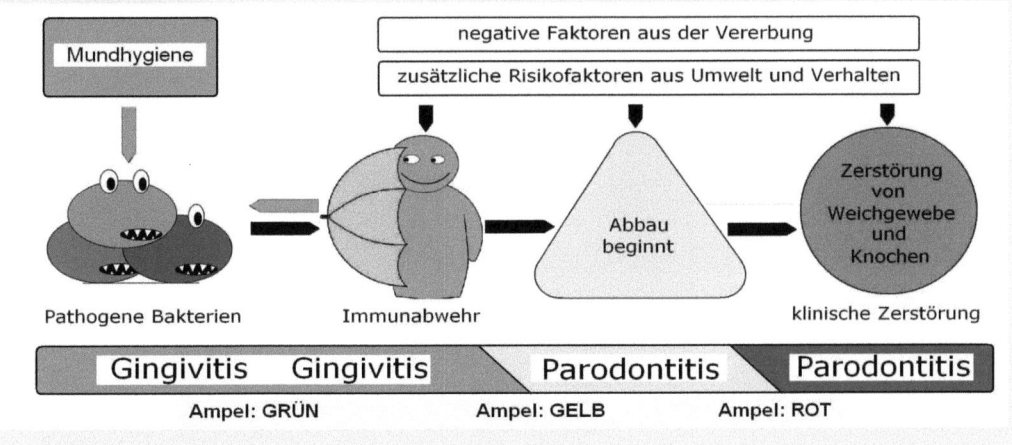

Für die ererbte Stärke des Immunsystems kann kein Mensch etwas: Dieses System jedoch zu unterstützen, liegt in Ihrer persönlichen Verantwortung.

Das meint die „Vermeidung von zusätzlichen Risikofaktoren aus Umwelt und Verhalten".

Bin ich betroffen und was ist wohl mein Krankheitsbild ?

Forschung nach den Ursachen der eigenen Zahnbetterkrankung

NUTZEN

Die Angst verschwindet meist, wenn das Verständnis wächst.

Hier geht es nur noch um Sie und um Ihr ganz persönliches Zahnfleischproblem.
Ursachen bekämpfen beginnt mit Ursachenkenntnis !
Parodontitis, die Krankheit mit den vielen Ursachen verlangt einen sorgfältigen Check aller Risikoelemente.

Fall 1:

Sie haben keine Parodontitis? Mein Glückwunsch! Damit gehören Sie in dieser Hinsicht zu der Anderen, der glücklichen Hälfte. Dennoch sollten Sie hier weiter lesen:

Parodontitis macht meist keine Schmerzen und die Zeichen sind in der Anfangsphase diskret.

Der Mini-Eigentest für Sie ist ganz einfach: Dazu muss ich Ihnen diesen parodontalen Screening Index allerdings näher erklären.
(Test identisch mit PSI-Test in → „Parodontitis, woher kommt sie?").

Der PSI ist als einfaches und schnelles Routineverfahren gedacht, jeder gute Zahnarzt sollte das problemlos beherrschen und auch wie einen Zahnfleisch-TÜV alle zwei Jahre bei seinen Patienten machen. Dazu wird an an ausgewählten Stellen das Zahnfleisch mit einer stumpfen Sonde untersucht. Sind die Zahnfleischfurchen (Taschen) irgendwo tiefer als 2mm, dann war oder ist eine Parodontitis aktiv. Blutet es aus den Taschen, dann ist garantiert eine Gingivitis oder Parodontitis aktiv.

Hat Ihr Zahnarzt in den letzten zwei Jahren einen PSI (parodontalen Screening Index) bei Ihnen gemacht?

ein solcher Test gemacht, **alles war bestens**	zutreffend	0 Punkte
ein solcher Test **wurde nicht gemacht**	zutreffend	1 Punkt
ein solcher Test **wurde gemacht, es gab Zahnfleischtaschen**	zutreffend	1 Punkt
ein solcher Test **wurde gemacht, das Zahnfleisch hat geblutet**	zutreffend	1 Punkt
	Punktsumme:	

ab 1 Punkt zutreffend besteht Handlungsbedarf !

Zur Unterscheidung zwischen Gingivitis und Parodontitis braucht der Zahnarzt jetzt zwingend eine weitere Untersuchungsmethodik (→ „Anamnese – Befundung – Diagnose").

Hoffentlich zeigt sich dann für Sie, dass es nur die eigentlich harmlose Entzündungsform, die Gingivitis ist. Aber auch dann sind Sie hier aus zwei Gründen richtig: eine Gingivitis ist immer die Vorstufe einer Parodontitis (ohne dass zwingend die Parodontitis folgen muss!) und ein Risikofaktor wird leider in jedem Fall in den kommenden Jahren für Sie zunehmen: das Lebensalter.

Null Punkte im Test? Dann wünsche ich Ihnen, dass Sie parodontal gesund bleiben. Tun Sie sich und Ihrem Zahngewebe etwas Gutes und meiden Sie nach Möglichkeit all die beschriebenen Risiken!

Fall 2:

Sie wissen schon über Ihre parodontale Krankheit Bescheid?

Dann haben Sie ja vielleicht schon den einen oder anderen Therapieversuch hinter sich.

Dieser war mit Zeit, vielleicht Schmerzen und nicht unwesentlichen Geldausgaben verbunden.

Wie weit sind Sie dabei gekommen? Hat Ihr Zahnarzt es geschafft, die Krankheit vollständig in den Griff zu bekommen? Heilung heißt das Wort dazu. Wohl kaum, sonst wären Sie nicht hier, an dieser Stelle des Ratgebers.

In dem ersten Teil haben Sie verstanden, wie wir an die Sache herangehen müssen.

Nicht der erste Blick in den Mund und die Behandlung nur an den Zähnen wird uns weiterführen.

Wir arbeiten jetzt an einem klaren, logischen und konsequenten System zur Erkenntnis des Krankheitsbildes und den Möglichkeiten, so erfolgreich wie möglich damit umzugehen. Dazu müssen Sie mutig sein und auch im Gespräch über Ihre Krankheit einige Hemmungen fallen lassen.

Im Anschluss an das folgende Kapitel finden Sie einen Selbsttest, der Ihnen auch schon ohne die genauen biochemischen Tests orientierend eine persönlich Risikobewertung gibt.

Zuletzt: geben Sie am Schluss Ihre Erkenntnisse auch weiter. Es können die Geschwister möglicherweise ähnlich betroffen sein wie Sie selbst. Und möglicherweise wird es Ihren Kindern und den Kindern der Geschwister eines Tages ähnlich ergehen.

So banal es klingt: Wissen schafft Vorsprung, frühzeitiges Erkennen verhindert unumkehrbare Schäden!

Die eigene Krankheitsgeschichte
Suche nach den Ursachen

Ganz klar: Zahnbetterkrankungen drehen sich vorwärts und rückwärts immer um das Thema Bakterien gegen Körperabwehr.

Ohne die beiden gibt es keine Parodontitis und wie das ausgeht, hängt ganz wesentlich von den folgenden Faktoren ab.

Ursachen aus der vererbten Veranlagung

Fangen wir an mit der eigenen Familie und Ihren persönlichen Genen: Das Immunsystem, also die Körperabwehr, spielt eine enorm wichtige Rolle. Dieses Grundkonzept wurde Ihnen in die Wiege gelegt und Sie behalten es genauso wie die Augenfarbe oder den Fingerabdruck das ganze Leben lang.

Krankheiten und Umweltfaktoren werden es Ihr Leben lang genauso beeinflussen wie das unvermeidbare Altern.

Dabei kann dieses System in Hinblick auf Zahnfleisch- und Zahnbetterkrankung Stärken und Schwächen aufweisen, die sie von Vater und Mutter vererbt bekommen (→ „Immunologie").

Schauen Sie sich bitte in der Familie um und sprechen Sie ganz offen mit jedem, der für diese familiäre Krankheitsgeschichte in Frage kommt:

Was gibt es von den Eltern und deren Zähnen zu berichten?

Was ist los mit eventuellen Geschwistern, egal ob jünger oder älter?

Es wird nicht einfach sein, darüber zu sprechen, denn Zahnverlust ist nun wirklich keine heldenhafte Krankheit und keine so unterhaltsame Wartezimmergeschichte wie schwierige und gefährliche Operationen oder ein vom Zahnarzt unter spektakulären Umständen eingesetztes Implantat.

Zahnverlust ist schlimm für die Psyche, Zahnverlust macht älter als man ist und Zahnverlust braucht Prothesen. Gerade deswegen müssen Sie über alle Hemmungen hinweg aktiv werden und diese Zahnverlustgeschichten für den Eigentest in diesem Kapitel sammeln, um sich selbst zu helfen.

Mit einer ungünstigen genetischen Veranlagung starten Sie sicher nicht aus der ersten Reihe, haben damit aber gleichermaßen noch keinen Grund aufzugeben.

Die Befragung der Familie, die Familienanamnese, ordnet Ihre Chancen, und wenn diese nicht so günstig sind, hilft es umso mehr, die anderen Faktoren so günstig wie möglich zu gestalten.

Wir spielen zum sicheren Verständnis die Sache an der Geschichte des Herrn *Maximilian K.* einmal durch und hören seiner Anamnese zu:

Ein Elternteil hatte schon in frühen Jahren Zahnverlust durch gelockerte Zähne: Gar nicht so gut.
Beide Eltern hatten schon in frühen Jahren Zahnverlust durch Lockerung oder sind heute im Alter von knapp über 65 Jahren schon zahnlos:
Noch viel weniger gut !
Dann gibt es noch die älteren Geschwister: alle drei mit einer Leidensgeschichte über Zahnfleischbluten und lockere Zähne:
Überhaupt nicht gut !
Erbliche Disposition: schlecht !

Das wird wohl eine ungünstige genetische Veranlagung mit einer Schwäche im Abwehrsystem gegen die parodontal aggressiven Keime sein.

Wenn dann noch familiär gehäuft eine weitere Erkrankung dazu kommt, die wesentlich in die Risikokette eingreift, beispielsweise die Zuckerkrankheit, ist höchste Aufmerksamkeit auf alle weiteren Faktoren gegeben.

Und bitte kein Missverständnis: Ehe- und Lebenspartner sind nicht miteinander verwandt!

Mit wem Sie zusammenleben hat also keinen Einfluss auf die ererbte Struktur Ihres Immunsystems.

Gleichwohl hat diese Lebenssituation Einfluss als äußerer Faktor auf das Abwehrsystem. Dazu weiter unten bei → "Ansteckung".

Wenn wir dieses vererbte Risiko richtig messen wollen, dann das geht heute schon ganz ordentlich mit einem harmlosen Labortest über die Analyse des Patientenspeichels oder der Flüssigkeit aus dem Zahnfleischrandbereich (→ „Immunologie" und „Zeitgemäße Untersuchungsmethoden").

Machen Sie bei Ihrem Zahnarzt den biochemischen Test. Damit bekommen Sie und der Parodontologe eine objektive Einschätzung. Das hilft Ihnen beiden bei der Therapieplanung und auch dabei, die Erfolgschancen richtig zu beurteilen.

Zahnlose Vorfahren machen nicht zwangsläufig und automatisch in der folgenden Generation auch zahnlos.

Ursachen aus der eigenen Situation

Krankheiten

Jede Art von Krankheit gehört natürlich auch zu den persönlichen Umständen. Forschen Sie nach. Wenn Sie oder Ihr Arzt auch nur einen Verdacht haben, dann könnte ein Zusammenhang mit der Parodontitis bestehen.

Die bisher in der Wissenschaft bekannten Wechselwirkungen sind weiter vorne in (→ „Die ganzheitliche Betrachtung der parodontalen Erkrankung") zusammengestellt.

Lebensumstände und individuelle Risikofaktoren

NUTZEN

Individuelle Risiken bestimmen, ob es Ihrem Immunsystem gut geht oder wie stark es belastet wird.
In der Entstehungsgeschichte der Parodontitis haben wir auch Stress als „äußere Risikofaktoren" kennengelernt. Mittlerweile sind etliche Wissenschaftler davon überzeugt, dass der komplexe Begriff Stress für viele Erkrankungen das Hauptrisiko darstellt. Bei unserer immundominierten Entzündung im Zahnbett ist das auch der Fall.

Individuelle Risikofaktoren sind meist erworben. Sie lassen sich deshalb vermeiden oder verringern.
Was das für die Parodontitis positiv bedeuten kann, steht hier:

Mundhygiene und Zähneputzen

Dazu gibt es, entsprechend der Wichtigkeit, ein ganz eigenes Kapitel (→ „Pflege des Körpers und der Mundhöhle").

Stress

Es ist selten, dass man einmal dem Faktor „beruflichen Stress" so schön isoliert begegnen kann wie in der Geschichte des Herrn Christopher L.:

Ganz anders als in der Geschichte des Maximilian K. gab es bei dem erst 38jährigen Christopher L. aus dem Schwabenland keinerlei Hinweise auf ein vererbtes Risiko oder sonstige erworbenen Risikofaktoren für Parodontitis. Mit einer Ausnahme: die finanzielle Lage war gleichwohl äußerst angespannt für den dot.com Gründer und Geschäftsführer einer kometenhaft aufgestiegenen Firma für Internetservice.

Das war im Herbst, kurz vor dem Platzen der Internetaktienblase am Neuen Markt und die Parodontitis war so vehement, dass bis zur eigentlichen OP eine Stabilisierungsphase mit maximaler Mundhygiene angesetzt war. Damals war das noch das erprobteste Mittel in der klassischen Parodontalbehandlung.

Bis Weihnachten wurde vieles versucht und doch gab es keine entscheidende Verbesserung. Der OP Termin blieb weiterhin reserviert für Anfang Februar des Folgejahres.

Dann kam die große Wende. Christopher L. war vor der OP wie üblich noch einmal zur Kontrolle vorstellig. Die zu dieser Zeit üblichen Tests wurden gemacht und wir suchten nach der akuten, zerstörerischen Parodontitis, doch die war weg! Nicht mehr aktiv!

Was war geschehen? Christopher L. war seit der Jahreswende für sechs Wochen in die Karibik abgetaucht. War das Voodoo oder andere schwarze Magie?

Er war nur ganz einfach den einzigen und hochgradig dominanten äußeren Risikofaktor für sein gestresstes Immunsystem losgeworden. Die Firma hatte er zum Jahresende noch glücklich und golden abgestoßen und sich zur Belohnung eine entspannte Zeit am Palmenstrand gegönnt. Stress weg!
Der eine oder andere CubaLibre hat dabei sicher noch ein klein wenig desinfizierend nachgeholfen.

Jeder andere psychische Stress ist natürlich genau so schädlich. Dies gilt auch besonders für die Unruhe, die Konflikte und die Unzufriedenheit in familiären und persönlichen Beziehungen.
Was hier bei Stress-Situationen im Körper vor sich geht, hat nichts mit Zauberei zu tun. Die Biochemie kennt ganze Cocktails von Substanzen, die eindeutig mit psychischem Stress in Verbindung stehen.

Seit gut dreißig Jahren wissen wir, dass ein Eiweißstoff im Gehirn, das Neuropeptid Y dabei die wesentliche Rolle spielt.
Mit wie viel wir davon gesegnet sind, wurde uns wieder in die Wiege gelegt und gehört damit zu den genetischen Veranlagungen. Deshalb reagieren die Menschen so unterschiedlich auf Stress und sind gleichzeitig so unterschiedlich gefährdet, in depressive Phasen abzugleiten.
Das Neuropeptid Y regelt die Stressverträglichkeit und stellt die Ruhe im Gehirn wieder her.

Stresshormone
Cortisol ist neben dem Adrenalin und Noradrenalin der wichtige

Stressbaustein auf der Reaktionsebene.

Ursprünglich waren die Stresshormone dazu gedacht, um uns in bedrohlichen Situationen überlebensfähiger zu machen. Das war das Kampf- oder Flucht-Programm, das „fight or flight program". Dabei passiert in diesem enorm leistungsfähigen System folgendes:

Die Herzfrequenz steigt, der Blutdruck ebenso. Der Muskeltonus steigt und die Stoffwechselfunktionen werden heruntergefahren. Was uns in unserer Zeit vom Dauerstress bleibt, ist neben der Gefahr von Dauerbluthochdruck und depressiven Verstimmungen das damit chronisch ramponierte Immunsystem mit allen dazu gehörenden entzündlichen Erkrankungen.

Mit einem lang dauernden Stress in Beruf oder Privatleben hat die Evolution viele tausend Jahre lang nicht rechnen müssen.

Es ist daher nicht verwunderlich, dass die Ergebnisse in der umfangreichen Forschung zu psychischem Stress und immun-entzündlichen Krankheiten scheinbar widersprüchliche Aussagen machen:
- Akuter, nicht übermäßiger Stress, führt zu einer Aktivierung der Immunfunktionen.
- Dauernder und ausgeprägter Stress über Tage und Wochen führt zu einer Unterdrückung der Immunfunktionen. Das gleiche passiert übrigens auch, wenn keinerlei Reize oder Stress vorhanden sind.

Das Cortisol wirkt sogar noch doppelt: die Funktion des Immunsystem wird unterdrückt und katabole, das heißt Gewebe abbauende Vorgänge werden verstärkt.

Sogar ihr Hausarzt kann das messen. Übersteigt der Spiegel an Cortisol (Hydrocortison) morgens im Blut die Normbereiche, hört

Stress auf, gesund zu sein (Aufpassen: der Wert schwankt im Tagesverlauf stark und ist frühmorgens am höchsten!). Wenn der Wert noch weiter steigt, weil Ihr Stresspegel auf Dauer zu hoch ist, laufen Sie blindlings in eine Stoffwechselfalle, die ganz wesentlich zur Parodontitis beiträgt: Der Körper baut verstärkt Eiweiß ab, das er hauptsächlich in den Muskeln und genauso nahrhaft in den Proteinen des Immunsystems findet.

Die Folge ist im Extremfall sogar ein funktioneller Zusammenbruch des Immunsystems. Jede Entzündung hat jetzt leichtes Spiel und das auf Dauer!

Stress und psychische Faktoren wie Depressionen

Eine Reihe von Studien weisen auf Zusammenhänge zwischen Stress, Depressionen und Parodontalerkrankungen hin. Nach dem, was Sie bis jetzt über die Stresszusammenhänge gelesen haben, ist das nicht verwunderlich.

Durch psychische Belastungen kommt es zu einer Veränderung der Immunabwehr und Entzündungsregulation.

Depressionen können auch zu krankheitsrelevantem Verhalten, wie z. B. der Vernachlässigung der Mundhygiene, führen.

Motivationstraining, mental durch die menschliche Therapie und physisch durch Medikamente und Körperstimulation und sogar Akupunktur, ist so der Kern jeder effektiven Depressionsbehandlung.

Lebensalter

Allein schon die folgende Grafik lässt keine Zweifel aufkommen:Ab der fortgeschrittenen Mitte des Lebens steigt die Krankheits-Kurve dramatisch an. Annähernd die Hälfte der Menschen über dem 60. Lebensjahr ist betroffen. Mensch altert, sein stark von der Thymusdrüse abhängige Immunsystem mit ihm. Dabei gehen viele bisherige prognostische Untersuchungen noch von einer bescheideneren Lebenserwartung aus, als wie wir diese in den nächsten Jahrzehnten erwarten können.

Die Abwehrzellen lassen in ihrer spezifischen Aktivität nach und schaffen nur noch eine verminderte Abtötungsrate an Bakterien pro Zelle.

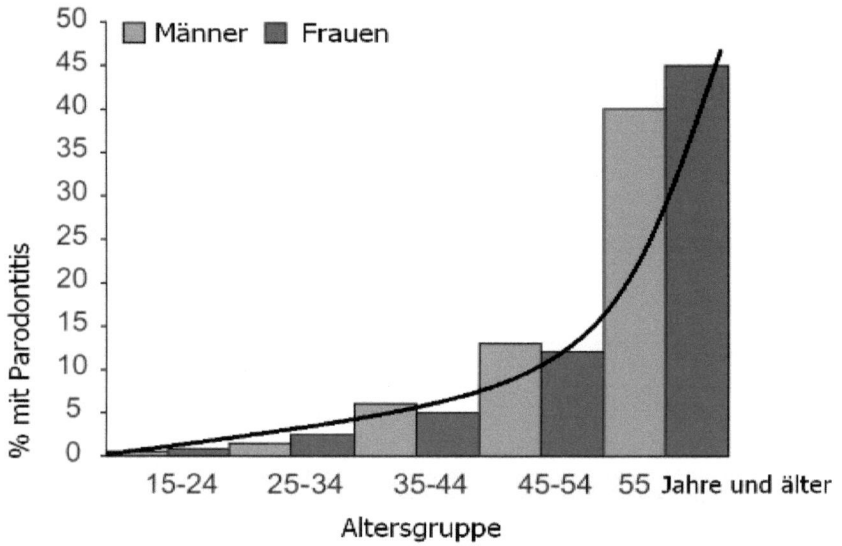

Unglücklicherweise machen viele ältere Menschen noch den fatalen Fehler, dass Sie sich weniger um eine ausgewogene und inhaltsreiche Ernährung kümmern. Steigt das Lebensalter steigt auch erstaunlicherweise der Bedarf an Kernelementen der Ernährung.

Die Ernährungswissenschaftler sind sich einig: Besonders Vitamine, Spurenelemente und Mineralstoffe fehlen, weil diese nicht mehr so effektiv verarbeitet werden können und deshalb eigentlich um so verstärkter zugeführt werden sollten.

In diese Gruppe gehören besonders die Vitamine B und D, Folsäure,

Jod, Kalzium und das Coenzym Q (→ „Rolle der Vitamine" → „Unzureichende Ernährung").

Risikofaktor Funktion und Fehlbiss

Bisher gibt es keine verlässlichen Studien, die Fehlbelastungen oder Zahnfehlstellen als allein verantwortlich für eine Parodontitis machen können.

Fehlerhafte Funktionen sind immer als eine Verstärkung eines bereits ablaufenden Vorgangs des Gewebeabbau durch bakterielle Entzündungen zu verstehen. Dramatisch kann das werden, wenn ein Zahnhaltegewebe schon über die Hälfte abgebaut ist und der Hebel der Fehlbelastung ganz geschickt ansetzen kann, um den Zahn noch weiter zu lockern.

Schäden durch Fehlbelastung allein sind glücklicherweise fast immer weitgehend heilbar, wenn der Störfaktor frühzeitig weggenommen wird. Dazu braucht es einen guten Parodontologen und Funktionszahnmediziner, der diese Störungen erkennt und mit System beseitigen kann.

Ernährung

Mangelernährung ist ein Begriff, den die meisten Menschen wohl eher mit armen Ländern und Krisenregionen in Verbindung bringen. Ich meine damit nicht die oben beschriebenen Zusammenhänge im Alter. Mangelernährung ist bei uns meist mehr in der Qualität als in der Menge der Nahrungsmittel begründet.

Eine falsch verstandene Schönheitsdiät mit einer einseitigen Ernährung gehört da genau so in unser zivilisatorisches Bild.

Fettwechselstörung und Ernährung

Unglücklicher Weise sind dabei dann oft noch eher fettleibige Menschen betroffen die gleichzeitig unter dem „Metabolischen Syndrom" leiden. Dazu gehört eine Fettverteilung hauptsächlich am Rumpf und um die Hüften. In dieser Verteilung sind die Fettpölsterchen besonders kritisch. Diese Menschen haben dann eine unterschiedlich stark ausgeprägte Glukoseunverträglichkeit, einen massiv gestörten Fettstoffwechsel mit den „falschen" Cholesterinen und einen dauernden Bluthochdruck (→ „Medikamente").

Die Parodontitis gehört immer wieder zu den beschriebenen Begleiterscheinungen.

Etliche Studien zeigen, dass Patienten mit einem erhöhten Body-Mass-Index ein 1,5 bis 3,0-fach höheres Risiko haben, an einer Parodontitis zu erkranken (→ „BMI").

Schon die Kombination aus adäquater Ernährung, körperlicher Aktivität und Einhalten des Normalgewichts hat ein großes Potenzial für die Prävention einer Parodontitis.

Unzureichende Ernährung

Besser ist es zu sagen: Qualitativ unzureichende Ernährung, denn es geht hier nicht um die zugeführte Menge an Kilokalorien oder Joule.

Es kann Ihnen durchaus schwerfallen, den ganzen tollen Getränken in braun, gelb oder grün mit dem herrlich süßen Geschmack oder dem Salat mit fertigem Dressing, der Gemüsesuppe aus der Tüte, der Komplettmahlzeit in der Fertigschale oder gar den Kartoffelchips zu widerstehen. Wir haben uns so herrlich schnell an diese praktischen, fast süchtig machenden Lebensmittel gewöhnt.

Es ist ganz schön unpraktisch für unsere bequeme Lebensweise, dass diese Art der Ernährung zu den wesentlichen Risiken der entzündlichen, chronischen Erkrankung gehört.

Etliche wissenschaftlich gesicherte Studien zeigen, dass raffinierte Zucker und Mehle, die falschen Fette und Pflanzenöle sowie viele andere hässliche Zutaten in verarbeiteten Lebensmitteln in hohem Grade für diese Epidemie mit verantwortlich sind. Wenn also Ihr Körper das nächste Mal nach einem Süßli oder einer Packung Chips schreit und wenn die schnelle Fertigpizza am Abend gar zu verlockend scheint, dann denken Sie daran: Diabetes, Herzkrankheiten, Demenz, neurologische Probleme, respiratorische Insuffizienz und Krebs und gerade unsere Thematik der Parodontitis werden mit chronischen Entzündungen in Verbindung gebracht, die der Verzehr von industriell verarbeiteten Lebensmitteln hervorruft.

Es ist darin der Mangel an bestimmten Vitaminen (Vit. C, Vit. D, Vit. B-Komplex und Folsäure, → „Vitamine") und Mineralien (Magnesium, Selen und Kalzium) sowie an bestimmten Fettsäuren (Omega 3 und 6) und wichtigen anderen, der die parodontale Erkrankung beeinflusst. Selbst ein gut gemachtes Fertigfutter für Hunde ist in dieser Hinsicht oft ausgewogener und ernährungsphysiologisch wertvoller.

Um ein falsches Verständnis erst gar nicht aufkommen zu lassen: Tiefkühlprodukte sind nicht gleichbedeutend mit industriell gefertigter Nahrung !

Gemüse und Obst, das nach der Ernte schockgefroren wird, ist im Vitamingehalt der Frischware oft überlegen. Das gilt auch für Fisch und eingeschränkt für Fleisch. Wegen des Kälteschocks bleiben Geschmack und Farbe gut erhalten, sodass in der Regel keine bis nur wenige Zusatzstoffe nötig sind. Konservierungsstoffe werden bei Tiefkühlprodukten grundsätzlich nicht gebraucht.

Eine Zwischenstellung nehmen die gekühlten, aber nicht tiefgekühlten Produkte ein. „Chilled Food" nennt man so etwas heute:

(→ http://www.ecff.net/) . Dazu gehören Vakuum verpackte Pasta, Saucen, fertige Pfannkuchen, Kartoffelteig, Suppen und etliche andere leckere Sachen. Vorteil dieses „Chilled Food": Die Produkte sind frisch und kommen darum mit deutlich weniger oder sogar ganz ohne Konservierungsstoffe aus.

Beim Thema unzureichende Ernährung sind zwei Stoffe bei der Parodontitis besonders interessant:

Glutathion

stärkt das Immunsystem besonders durch die Reproduktion und Aktivierung von Lymphozyten. Direkt aktiv ist das Glutathion als Antioxidans und Radikalenfänger. Patienten mit ausgeprägter Parodontitis haben deutlich weniger Glutathion in der Flüssigkeit der Zahnfleischtaschen. Der Punkt ist der erhöhte Verbrauch an Glutathion aufgrund seiner antioxidativen Wirkung.

Denaturierte Lebensmittel leisten kaum noch einen Beitrag zur Glutathion-Biosynthese. Dies nicht nur in der Menge, sondern auch mit minderer Qualität der Baustein-Proteine zur Synthese im Körper. Bei schadstoffbelasteten Nahrungsmitteln ist der Gehalt an Glutathion schon von Anfang an durch die Reaktion mit freien Radikalen reduziert.

Leider sind die Quellen für freie Radikale und chemisch unverträgliche Verbindungen in den letzten Jahrzehnten überproportional gewachsen.

Koenzym Q10

ist ein wichtiges fettlösliches Antioxidans. Q10 ist als bedeutender Energiecolieferant in allen Mitochondrien (Kraftwerke der Zellen) vorhanden. Es unterstützt Stoffwechselfunktionen, indem es die Zellmembranen stabilisiert und verbessert damit die Immunfunktion in den Körperzellen. Im Normalfall sollte bei ausgewogener Ernährung kein Mangel auftreten (→ „Medikamente-Statine"). Zur Parodontitisvorbeugung werden insbesondere jenseits der Lebensmitte 30mg – 100 mg täglich verfügbares Koenzym Q10 empfohlen.

Noch ein gut gemeinter Rat: frische Lebensmittel sind billiger als industriell verarbeitete. Machen Sie doch mal selbst die Rechnung auf denn ich behaupte, dass selbst zubereitete Speisen pro Portion, sogar mit ökologischen Zutaten weniger kosten als ihr industriell verarbeitetes Pendant als Mikrowellen-Produkt aus dem Supermarkt, das vor Chemikalien nur so strotzt. Und kochen, besonders zu zweit, macht Spaß!

Immunsystem und der Verdauungstrakt

Immer wieder kommen wir bei der Diskussion der Parodontitis auf das Immunsystem. Dem ganzen Verdauungstrakt als das flächengrößte Immunorgan kommt da eine ganz wesentliche Bedeutung zu.

Auf einer Fläche von mehreren hundert Quadratmetern leben mehr als 100 Billionen Bakterien mit mindestens tausend verschiedenen Typen. Die meisten davon sind Anaerobier, Keime die sauerstoffarme Umgebung lieben so wie unsere typischen Parodontitiskeime. Während der Magen und der obere Dünndarm nur gering besiedelt sind, nimmt ihre Zahl in Richtung Dickdarm stetig zu.

Spannend und viel zu wenig beachtet ist die Sache, dass die Ernährung einen ganz wesentlichen Einfluss auf das Immunsystem hat. Eiweiße, gesättigte und ungesättigte Fettsäuren, zahlreiche Pflanzenstoffe (Gemüse!), Vitamine und Spurenelemente spielen die zentrale

Rolle. Sie stellen das Ausgangsmaterial für die Produktion und Erneuerung von Zellbestandteilen und Hormonen des Immunsystems und machen so eine normale Immunfunktion erst möglich. Zink und Selen sind beispielsweise notwendig für die normale Funktion von natürlichen Killerzellen, während die Antikörperproduktion u. a. durch Eisen, aber auch durch die Vitamine B6 und B12 positiv beeinflusst wird.

Ohne diese unzähligen hilfreichen Bakterien wäre das alles gar nicht möglich:

- sie unterstützen uns beim Abbau von Kohlenhydraten und Eiweißen

- sie bauen Giftstoffe ab

- sie regulieren den Fett- und Zuckerstoffwechsel mit der Produktion von kurzkettigen Fettsäuren

- sie produzieren sogar Vitamine

- sie schützen uns vor der Ausbreitung schädlicher Bakterienkonkurrenten

- sie steuern die Aktivität des Immunsystems

und nicht zuletzt sorgen sie für eine gesetzte Aktivität der Darmbewegungen.

Sieben Faktoren, die eine Darmflora schädigen können:

Antibiotika
an erster Stelle. Antibiotika zerstören auch die nützlichen Darmbakterien.

Die Darmflora regeneriert sich zwar nach einer Antibiotika-Einnahme von ganz allein und es kann durchaus so der Fall sein, dass keine schädlichen Veränderungen zurückbleiben. Es dauert aber bis zu sechs langen Monaten.

In diesen sechs Monaten kann viel geschehen. Nicht selten vermehren sich die übrig gebliebenen schädlichen Darmbakterien oder auch die Pilze deutlich schneller als die Restbestände der „guten" Darmbakterien. Das Ergebnis ist eine langfristig veränderte Darmflora.

Wenn sich eine Antibiotika-Therapie nicht vermeiden lässt: im Anschluss daran am besten einen Darmfloraaufbau machen.

Chloride

im Leitungswasser. Chlor jedoch ist eine Chemikalie, die dem Wasser zum Zwecke der Bakterienabtötung beigefügt wird. Die Wirkung ist bei allen diesen Halogeniden ähnlich und vielleicht kennen Sie ja noch das Jod für die Wundbehandlung.

Chlor erledigt seinen desinfizierenden Job natürlich auch in Ihrem Darm und reduziert dort Ihre gesunde Darmflora.

Fluoride

auch bei den   Halogeniden, werden ebenfalls verdächtigt, die Darmflora zu zerstören. Fluoride könnten wie Stoffwechselgifte wirken, weshalb von verschiedenen Seiten behauptet wird, dass sie ähnlich wie ein Antibiotikum im Darm auch „gute" Bakterien abtöten könnten.

Zucker und Fett

Besonders Zucker im Übermaß führt   zielgerichtet zu einer Zerstörung der gesunden Darmflora. In Kombination mit ungesunden und zu vielen Fetten ist eine fehlerhafte Umverteilung der Darmflora sogar noch schneller erreicht.

Übersäuerung

Unsere typische Ernährungsweise, zu der neben Zucker und ungesunden Fette noch viele andere stark verarbeite Nahrungsmittel gehören, verschiebt das gesunde Gleichgewicht im Körper. Die Nahrung ist „sauerlastig". Sie überlastet die Ausgleichsfähigkeiten des Körpers und führt zur heute weit verbreiteten chronischen Übersäuerung.

Diese pH-Wert-Verschiebung im Verdauungssystem vertreibt die nützlichen Darmbakterien und schafft ein günstiges Klima für schädliche Darmbakterien und Pilze (z. B. Candida albicans).

Lebensmittel-Zusatzstoffe

Ein maßgeblicher Grund für die negative Auswirkung der modernen Ernährung auf die Darmflora ist ihr Reichtum an künstlichen Lebensmittelzusatzstoffen.

Genau wie Antibiotika, wie Fluoride und wie Chloride wirken sich diese naturfremden Substanzen auf viele nützliche Darmbakterien schlichtweg tödlich aus (Konservierungsmittel, Stabilisatoren, künstliche Aromen).

Pestizidrückstände

sind fast auf allen landwirtschaftlichen Produkten in Rückständen zu finden. Grenzwerte, die zwar eingehalten werden, haben trotz allem Einfluss auf das Biotop im Darm.

Medikamente

Gar nicht wenige Medikamente haben die sogenannten unerwünschten Nebenwirkungen auf das parodontale Gewebe. Dazu gehören hormonhaltige Verhütungsmittel, Psychopharmaka, Herz- Kreislaufmittel und etliche andere.

Die direkt spürbaren unerwünschten Wirkungen sind bei:

- Antikonvulsiva aus der Epilepsie und Schmerztherapie (zu 50% !)
- Immunreaktion unterdrückenden Medikamenten
- Kalziumantagonisten bei Bluthochdruck oder Erkrankungen am Herz.
- und Progestoronen zur Hormontherapie

zu sehen.

In der harmlosesten Form können besonders die Antikonvulsiva eine gutartige Wucherung oder Verdickung des Zahnfleisches auslösen.

Dazu haben alle diese Medikamente eine Wirkung, die das Immunsystem schwächt und so direkt auf den Entzündungsvorgang der Parodontitis negativ einwirkt.

Mundtrockenheit

Einige hundert Medikamente machen eine Mundtrockenheit, eine Xerostomie. Dies kommt durch eine verminderte Produktion des Speichels oder eine Verdickung dieses wichtigen Spülmediums. Es fließt dann nur wenig und zähflüssiger Speichel mit oft geringer Pufferwirkung gegen Säuren.

Meistens sind das Medikamente aus der großen Gruppe der Psychopharmaka, Antihistaminika gegen Allergien, Anticholinerga mit Wirkung auf das parasympathische Nervensystem, Diuretika bei

Nierenproblemen oder auch Beta-Blocker bei Herzerkrankungen.

An einem Regelrad im Körper zu drehen, bedeuted leider all zu oft andere Räder und Regelkreise zu verstellen.

Was bei einer solchen Xerostomie im Mund passiert, hat große Folgen für die Mundgesundheit. Die viel zu geringe Spülung läßt Caries schneller entstehen und die Mineralien für die Reparatur kleinster Strukturdefekte im Zahnschmelz fehlen. Die Zusammensetzung der Mikroorganismen (Bakterien im Verhältnis zu Viren und Pilzen) wird sich ändern und die Bevölkerungsdichte wird relativ größer. Das führt zu zusätzlichen Entzündungen, Mundgeruch und manchmal zu richtigem Pilzrasen auf den Schleimhäuten.

Blutverdünnung

Acetylsalicylsäure (Aspirin), Heparin und andere antikoagulante Medikamente wirken auf die Anlagerung von Blutplättchen oder die Blutgerinnung. Das wäre an sich gar nicht so schlimm für das Zahnfleisch, wenn es dadurch nicht zu einem veränderten Blutungsverhalten kommen würde. Zahnärzte, die eine Erkrankung am Parodont nur nach der Blutung beurteilen wollen, werden dadurch in die Irre geführt (→ "BOP").

Blutdruckmittel

Calciumgegenspieler (Calcium-Antagonisten) sind die einfachste und gebräuchsliste Art, um den Blutdruck zu senken. Nifedipin ist der häufigste chemische Name in solchen Präparaten und die machen nichts anderes, als einfach die glatte Muskulatur der Blutgefäße zu entspannen.

Keine Spannung, kein Druck und schon scheint das Problem vorder-gründig gelöst. Eine ganzheitliche Ursachenbehandlung ist das ganz sicher nicht.

Die Liste der Nebenwirkungen liest sich wie ein Horrorszenario der Medizin: Kopfschmerzen, Verdauungsbeschwerden wie Bauchschmerzen, Verstopfung, Blähungen, Aufstoßen, Erbrechen und Magersucht, allgemeines Unwohlsein, Luftnot, Nervosität, Schlafstörungen, Schläfrigkeit, Überempfindungen, Erregungszustände, Gelbsucht, Schwitzen, Gelenkbeschwerden, Muskelkrämpfe, Fieber, Fehlsichtigkeit, vermehrter Harndrang und und durch den niedrigeren Blutdruck ein schneller schlagendes Herz.

Dazu handeln sich diese Patienten oft auch noch Nebenwirkungen ein, die das Zahnfleisch betrefffen. Mundtrockenheit ist hier das Zeichen für ein reduziertes Spülen durch Speichel und Sekret in den Zahnfleischtaschen. Damit nimmt die relative Konzentration von Bakteriengiften zu und die der Immunzellen ab (→ "Mundtrockenheit").
Die Folge ist in der Regel eine Verstärkung der Zahnfleischentzündung, manchmal sogar mit einer zusätzlichen gewaltigen Schwellung des Zahnfleisches.

Erster Rat auch bei Blutdrucksenkern ist immer, zuerst das Medikament gegen ein anderes ähnliches Präparat zu tauschen. Der zweite, viel wichtigere Rat:
Forschen Sie nach den Ursachen des Bluthochdrucks und packen Sie das Problem an der Wurzel. Ganzheitlich betrachtet und gar nicht irrig finden Sie viele Grundübel identisch mit denen einer Parodontitis.

Cholesterinwertkontrolle

durch Statine, die derzeit wirksamsten Cholesterin senkenden Medikamente für die LDL Cholesterin, ist nicht ohne Risiko. Erhöhte Cholesterinwerte steigern zwar das Risiko für Herzinfarkt und Schlaganfall und deshalb bekommen Patienten oft Statine verordnet. Doch nicht jedes verfügbare Statin ist für jeden Menschen gleich gut geeignet. Oft überwiegen die unerwünschten Wirkungen und dennoch werden in Deutschland 4,5 Millionen Menschen jährlich damit behandelt.

Die Bedeutung für die Parodontitisbehandlung ist der positive (!) Effekt der Entzündungshemmung. Wie das auf molekularer Basis funktioniert, konnte im Jahr 2013 an der Uni Mainz eindeutig nachgewiesen werden (auch unsere bekannten Metallproteinasen spielen dabei wieder eine Rolle). Die zerstörende Wirkung der Entzündung wird stark eingedämmt.

Der Effekt wirkt grundsätzlich auf alle chronisch entzündlichen Erkrankungen und reduziert damit auch die Auswirkungen einer Arthritis, Arteriroskleritis, chronischen Nierenentzündung und auch dem Diabetes mellitus vom Typ-2.

Erste Studien geben einen Hinweis darauf, dass es durchaus sinnvoll sein kann, Statine insbesondere bei Patienten mit Doppelrisiken zu behandeln: Beispielsweise mit Gefäßerkrankungen und Parodontitis oder mit Diabetes, Gefäßerkrankungen und Parodontitis.

 So wie Sie sinnvollerweise von Ihrem Arzt und Apotheker über die Medikamente informiert werden, sollte auch Ihr Zahnarzt genau Bescheid erhalten, was Sie regelmäßig an Arzneien nehmen müssen (→ "Anamnese").

Schon ein Wechsel auf ein alternatives aber ähnliches Medikament kann einen Erfolg bringen. Selbst geringfügige Änderungen in der Dosierung haben oft gute Ergebnisse gebracht. Dazu müssen Arzt und Zahnarzt eng zusammenarbeiten, denn welcher Internist oder

Psychiater kann und möchte in den Mund schauen, um dort eine Parodontitis zu klassifizieren?

Rolle der Vitamine

Parodontitis ist eine Entzündung und die hat primär ihre Mechanismen im Immunsystem. Ohne ausreichend essentielle Vitamine spielt sich im Immunsystem gar nichts ab.

Dazu gehören die folgenden sechs in alphabetischer Reihenfolge, zur Erinnerung ganz kurz beschrieben:

- Vitamin-A ,mit dem Vorstufenvitamin BetaCarotin,
  wirkt stimulierend auf Abwehrzellen, schützen vor freien Radikalen und haben als Schleimhautschutzfaktor (Sekretion, Feuchte) eine Bedeutung.
- Vitamine-B 6,7,12 sind bei der Antigen-Antikörper Reaktion zentral beteiligt, bei den T-Zellen und B-Zellen und beim Eiweißstoffwechsel
- Vitamine-B9/11 (Folsäure) mit wichtiger Rolle bei Zellbildung und Zellteilung.
- Vitamin-C schützt, wenn nicht überdosiert, vor freien Radikalen, begrenzt eine überschießende allergische Reaktione und ist der Bildung von T-Zellen (Immunzellen) förderlich.
- Vitamin-D hat einen entzündungshemmenden Einfluss, ist unerlässlich für den Calcium-Stoffwechsel beim Knochenumbau (Osteoporose!).
- Vitamen-E (Tocopherol) wir das „Zellschutzvitamin" genannt. Es schützt vor schädlichen Einflüssen der freien Radikale.

Thematisch gehören zu den Vitaminen auch die Spurenelemente (weil nur in „Spuren", also kleinsten Mengen in der Nahrung). Die für die

die Immunabwehr wichtigsten Mineralstoffe (=Spurenelemente) und ihre Wirkung in einem kurzen Überblick:

- Eisen ist hauptsächlich bekannt für die Rolle beim Sauerstofftransport. Es fördert aber auch entscheidend die Aktivität und Beweglichkeit der Fresszellen.
- Kupfer spielt mit bei der Antikörperbildung und der Aktivierung von Fresszellen eine Rolle.
- Magnesium macht die aktivierten Fresszellen beweglicher und macht ihnen den Weg frei in den kleinen Blutgefäßen.
- Selen wird als einer der wichtigsten Fänger für freie Radikale diskutiert und soll wichtige Entgiftungsfunktionen haben.
- Zink muss ausreichend vorhanden sein, um in der Thymusdrüse die Prägung der T-Zellen zu ermöglichen.

Soweit ist die Vitamin- und Mineralstoffwirkung recht gut bekannt und auch in jedem allgemeinmedizinischem Artikel nachzulesen.

Die spannende Frage ist aber für jeden Einzelnen die: Was kann ich gegen eine Mangelversorgung tun und vor allem wie merke ich eine Unterversorgung bei Parodontitisgefahr?

Mit Ausnahme des Vitamin-D ist der Körper immer auch darauf angewiesen, dass die Nahrung diese Vitamine und Spurenelemente in genügender Menge zur Verfügung stellt.

Selbst beim Vitamin-D ist die eigene Synthese kritisch zu betrachten. Es wird im Körper mit Hilfe von UV-B-Licht in der Haut gebildet und so ist die historische Bezeichnung als Vitamin nicht korrekt. Eigentlich ist es eine Hormonvorstufe.

In der Nahrung kommt es im Wesentlichen in Fettfischen vor und wird aus gutem Grund vielen Lebensmitteln zugefügt. Lange Zeit war man der Ansicht, dass eine Viertelstunde Sonnenbad zweimal in der Woche ausreicht. Das kann schon sein, bei guter Sonne und ohne urbanen Smog, in Badekleidung und ohne Sonnenschutzcreme, die sonst eine dazu nötige UV-B Strahlung abhält.

Aktuelle Studien auch der WHO zeigen, dass unsere durchschnittlichen Sonnenbäder und die überwiegend industrialisierte Ernährung überhaupt nicht mehr ausreichen, um den Vitamin-D Spiegel zu füllen. Die meisten Menschen sind unterversorgt, was dann auch durch die verhinderte Calcium Aufnahme die entsprechenden Erkrankungen auslöst. Die Spur führt wieder zum Immunsystem.

Die Inuit-Eskimos im hohen Norden essen zum Glück fast nur fettreichen Fisch und haben damit dann kein Problem mit Ihren Vitamin-D Werten. Dunkler Teint und fast kein UV-B wären ansonsten die programmierte Katastrophe.

Machen Sie sich mal die Mühe und suchen Sie im weiten Internet allein nach Vitamin-D Mangelerkrankungen. Die schiere Menge der Literaturstellen und Plattformen zur Laiendiskussion ist erschlagend.

Bei allen diesen wichtigen Nährstoffen gibt es keine frühen Zeichen einer Mangelversorgung. Erst wenn die Mangelerkrankung Symptome zeigt, beginnt die Suche nach dem Fehler im System.

Für unser Thema der Parodontitis ist der Fehler im System der überschießende Entzündungsvorgang.

Zu viele Bakterien und/oder eine zu schwache Abwehr führen zu der Programmänderung mit Zerstörung des körpereigenen Zahnhaltegewebes.

Wir gehen mal davon aus, dass Sie schon jetzt bemüht sind, sich ausreichend und variantenreich zu ernähren und dazu eine wirksame Mundhygiene betreiben.

Darüber gibt es Rat in Hülle und Fülle (→ „Pflege des Körpers und der Mundhöhle", ultrakurzgefasst → „unzureichende Ernährung").

Leider kommt nicht immer im Körper das an, was man oben im Mund zu sich nimmt, weil die individuelle Aufnahmerate verschieden ist. So hilft auch ein Ernährungsprotokoll nicht wirklich weiter.

Um einen persönlichen spezifischen Mangel aufzudecken, werden Ihnen auch die ganzen anamnestischen Ernährungs-Selbsttests kaum helfen, weil hier die Situation des Einzelnen zu spezifisch ist. Ganz wenige Symptome lassen sich direkt dem Mangel an einer Substanz zuordnen, so dass damit eine sichere Aussage fast unmöglich ist. Durch Probieren und etliche Nahrungsumstellungen geht unendlich viel wertvolle Zeit verloren.

(Parodontitis ist unwiederbringlicher Gewebeverlust → „Die wichtigsten Fakten - Parodontitis")

 Einzig verlässlich ist bei Verdacht ein Bluttest und dann bitte am besten ein Vollbluttest (im Unterschied zum Serumtest).

Die in den Zellen vorkommenden Spurenelemente werden in der üblichen Untersuchung des Serum viel zu lange als "normal" angezeigt.

Bei der Analyse des Vollbluts werden auch die Blutkörperchen mit einbezogen. Durch Aufbereitung werden die darin gebundenen Vitamine und Spurenelemente freigesetzt und gehen in das ergänzte Serum über. Damit ist erklärt, warum es zu erheblichen Befundabweichungen zwischen Vollblut- und Serumuntersuchungen kommt und warum die Serumuntersuchung allein manchmal in die Irre führt.

Auch ein grundsätzlicher Tipp: Jeder Organismus ist individuell in seinem Stoffwechsel und den Bedürfnissen. Bevor Sie mit irgendwelchen Zusatzpräparaten auf Verdacht im Trüben fischen und viel Geld ausgeben, lohnt sich die Investition in eine Analyse. Damit sehen Sie klar, wo und wie Ihr Körper schon ausreichend versorgt ist und wo ein Mangel besteht.
Die Auswahl der richtigen Nahrungsergänzungsmittel wird damit effektiv.

Rauchen

Da sind sie wieder voll im Focus: die Raucher.
Raucher (Zigaretten-, Zigarren- und Pfeifenraucher) haben im Vergleich zu Nichtrauchern ein 2 bis 6-fach erhöhtes Risiko, an einer Parodontitis zu erkranken.

Vernünftigerweise ist das monokausale Denken in der Medizin zunehmend einer Kritik ausgesetzt ist. Kräftig rauchen und in paar Jahren die Zähne durch Parodontitis verlieren, so einfach ist der Zusammenhang nicht. Deswegen auch diese Spanne zwischen 2-fach bis 6-fach höherem Risiko!

Dennoch lassen sich doch die handfesten und wissenschaftlich so zweifelsfrei belegten Argumente nicht vom Tisch wischen.
Rauch enthält bekannterweise ein Vielzahl von toxischen Stoffen. In erster Linie das Nikotin und einige andere sorgen dafür, dass freie Radikale, also durchaus aktive und kuppelungsfreudige Moleküle

freigesetzt werden. Diese sind dann direkt für Gewebeveränderungen verantwortlich. Das Ganze heißt dann oxidativer Stress.

Oxidativer Stress bedeutet wiederum eine Verschiebung eines Gleichgewichts. Oxidative und antioxidative Vorgänge geraten aus der Balance und stören den Zellstoffwechsel auf der Zucker-verarbeitungsbasis. Noch ist nicht ganz klar, was diese Vorgänge für Folgen haben. Vieles deutet darauf hin, dass die Immunabwehr der Zelle massiv gestört wird. Damit haben die für Parodontitis typischen Keime ein leichteres Spiel.

Was lesen Sie immer wieder: Gesund oder krank im Zahnbett ist im Wesentlichen nur eine Frage des Gleichgewichts zwischen Immunabwehr und bakteriellem Angriff!

Auch Tumorzellen scheinen von dieser veränderten Reaktionslage zu profitieren und die Kardiologen sagen ganz klar, wie Herz-Kreislaufer-krankungen und Rauchen in fataler Weise zusammenhängen.

Fakt ist nach der Wissenschaft:

- Die Schwere und der Verlauf einer Parodontitis und das Ausmaß des Rauchens stehen in unmittelbarem Zusammenhang (wohlgemerkt bei ein und demselben Menschen !).
- Ausgeprägte Passivraucher leben ebenfalls im Risikobereich.
- Therapien der entzündlichen Erkrankung sind bei Rauchern weit weniger erfolgreich.
- Die Implantat-"Parodontitis" (Periimplatitis) ist beim Raucher weitaus häufiger.

Bewegung

Interessanterweise wird dem Faktor Bewegung im Sinne von sportlicher Betätigung bei vielen Krankheiten als Risikofaktor immer größere Bedeutung zugeordnet. Neueste Studien aus Amerika setzen eine sitzende Tätigkeit von mehr als 6 Stunden pro Tag schon mit dem Risiko von 7-20 Zigaretten pro Tag gleich. Viel schlimmer natürlich, wenn beides zusammenkommt.

Bewegung muss aber, um stärkend für den Körper und insbesondere das Immunsystem zu sein, auch Spaß machen und nicht überfordern. Ansonsten führt das Missverhältnis zwischen Belastbarkeit und Belastung auch zur Überlastung der körpereigenen Systeme.

Sie können beruhigt sein: Wenn Sie Ihrem Körper immer genügend Erholungszeit geben, kann weder ein körperlicher Stress noch ein psychischer Stress dem Abwehrsystem Schaden zufügen(→ „Stress und Depressionen"). Ein mäßiges Training und eine mäßige psychische Belastung führen nachgewiesenermaßen dazu, dass die Abwehrzellen (Lymphozyten und Leukozyten, Granulozyten) vermehrt aktiviert werden. Je fitter Sie werden, umso besser wird auch die Erholungsfähigkeit.

Nur der regelmäßige aerobe und mit Spaß betriebener Sport bringt positive Effekten an Herzkreislauf, Stoffwechsel und insbesondere dem für die Parodontitis so entscheidendem Immunsystem.

Der besondere Rat für Diabetiker: laufen Sie Ihrem Diabetes und Ihrer Parodontitis Schritt für Schritt davon. Mit jedem zurückgelegten Kilometer senken Sie Ihren Insulinspiegel ein bisschen. So schmilzt die Menge an Fett, die der Körper in Ihren Zellen lagert. In der positiven Folge ist es leichter, die Insulinbalance zu halten, und der Blutplasmaspiegel der entzündungsfördernden Zytokine nimmt ab. Der Hausarzt wird sich über Ihren geringeren Plasmaspiegel an Interleukin 6 und C-Reaktiven Proteinen freuen.

BMI   Body Mass Index

BMI, der noble Ausdruck aus dem Wortschatz der schicken Fitnesscenter bedeutet ja ab einem Wert von 26 nichts anderes als: zu viel Speck auf den Rippen.

An sich wäre das dem Parodontalsystem am Zahn egal, denn dort gibt es quasi keine Fettzellen. Aber das körpereigene Fettgewebe an Hüfte, Bauch und Po überlastet das Immunsystem auf seine Weise. Die Fettzellen dösen nicht untätig vor sich hin, sondern schütten verschiedene Botenstoffe aus. Zytokine und Adipokine sorgen für eine höhere Konzentration von Entzündungsstoffen im Blut. Für Ihren Körper bedeutet das eine scheinbar vorhandene Entzündung und das Immunsystem wird sich intensiv damit beschäftigen. Es läuft somit in diesem Bereich auf Hochtouren und die Abwehr im parodontalen Gewebe kommt dabei zu kurz.

Nach offensichtlichen Verletzungen oder Operationen sieht man das ganz deutlich. Die deutlich Übergewichtigen reparieren das Gewebe langsamer, weil das Immunsystem dafür weniger freie Kräfte zur Verfügung hat.

Ansteckung

Sie wissen jetzt schon viel darüber, dass eine Parodontitis grundsätzlich eine Entzündungsreaktion ist. Diese spielt sich ab zwischen den Bakterien und dem Abwehrsystem. Wissenschaftler sind sich da nicht ganz einig, ob von der Definition her gesehen eine Parodontitis eine echte Ansteckungskrankheit ist, denn so gesehen sind nicht alle Kriterien für eine Erkrankung durch Ansteckung gegeben.

Ohne Zweifel sind natürlich im Speichel unzählige freie Bakterien vorhanden. Beim Parodontitiskranken eben auch die typischen aggressiven Keime.

Das hat Bedeutung, wenn ein Familienmitglied oder Lebenspartner eine aktive Erkrankung hat. Sicher ist es dann gut, den direkten und indirekten Speichelkontakt (über Essbesteck, Trinkgläser und ähnliche) zu vermeiden.

Wenn Sie jetzt also in Ihrem Umfeld merken, dass jemand die Warnzeichen einer Parodontitis hat (→ "So sieht Parodontitis aus"), so sprechen Sie mit ihm oder ihr darüber.

Geben Sie Ihr Wissen weiter und drängen Sie darauf, dass ein Besuch beim Parodontologen wichtig ist. Es kann entscheidend für die Mundgesundheit der ganzen Familie sein.

 Die amerikanische Akademie für Parodontologie AAP hat klar erklärt, dass eine effektive Parodontitisbehandlung möglicherweise die ganze Familie mit einbeziehen muss.

KOMPAKT

Die relative Immunkompetenz sagt aus, wie gut ein Mensch mit einer entzündlichen Erkrankung zurechtkommt. Ernährung, Bewegung und das Vermeiden von Belastungen verbessern die persönliche, relative Immunkompetenz.

Das Risiko, eine Parodontitis zu bekommen, ist dann immer um ein Mehrfaches höher, wenn die Immunkompetenz schlecht ist. Die Risiken für eine Parodontitis sind vielfältig und häufig kombiniert.

Als Kranker sollte ich nach allen für mich in Frage kommenden Risiken suchen und diese nach Möglichkeit vermeiden. Präventive Therapie heißt so etwas und gilt genau so für den Gesunden, der diese Gesundheit erhalten will.

Die Checkliste hierfür sind die Überschriften der einzelnen Absätze.

Im Zweifel lesen Sie lieber mehr als weniger!

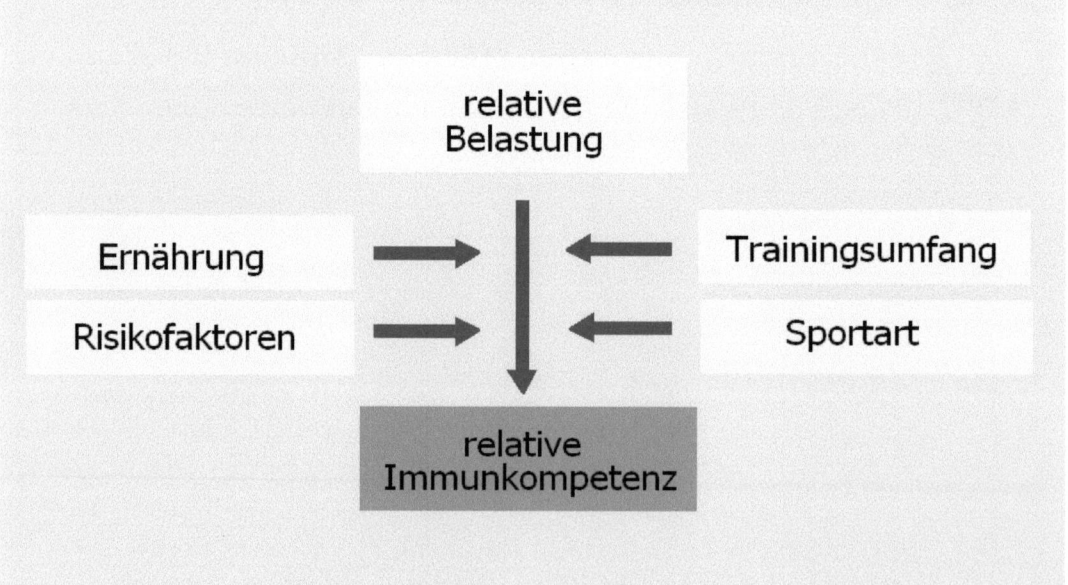

Pflege des Körpers und Mundhöhle

NUTZEN

Wir sind jetzt im therapeutischen Bereich. Das heißt, dass Sie hier erfahren und nachlesen können, wie das Team aus Patient, Arzt und Zahnarzt das Problem der Parodontitis erfolgreich angeht.

Unterstützung durch den Arzt und Zahnarzt

Wer an Parodontitis denkt, denkt meist immer zuerst an den Zahnarzt. Das ist insoweit richtig, als der Zahnarzt bei der Parodontitisbehandlung die zentrale Rolle spielt. Er macht die korrekte und detaillierte Diagnostik und er macht auch mit seiner systematischen, mechanistischen Behandlung das wichtige „Reset" im Mund.

Reset auf Null bedeutet, dass für eine überschaubare Zeit all der schädliche Bakterien-Biofilm vollständig von den Zähnen und aus den Zahnfleischtaschen entfernt wird.

Leider bleibt das nicht so. Dieses Rückversetzen in den Zustand vor Beginn der parodontalen Erkrankung ist ja nur auf den Zahn und die Wurzeloberflächen beschränkt. Zu 100% lassen sich die Keime kaum aus dem Mundraum vertreiben.

Was ist mit den ganzen Risikofaktoren, die in der Summe erst dazu geführt haben, dass die Parodontitis Ihnen das Leben schwermacht? Was ist denn mit den ganzen Risiken wie Diabetes, chronische Entzündungen, rheumatoide Arthritis, genetische Disposition und was wir oben sonst noch aufgelistet haben?

Ohne die Mitbehandlung durch den jeweiligen Facharzt werden Sie und Ihr zahnärztliches Behandlungsteam frustriert sein von der aufwändigen, nie besonders angenehmen und auf jeden Fall zeitraubenden Beschäftigung mit dem oralen Biofilm in weicher und verkalkter Form, die ohne dauerhaften Erfolg bleibt.

Dann gibt es noch Risikofaktoren, für die Sie selbst verantwortlich sind: voran das Rauchen, dazu zeitlicher ebenso wie psychischer Stress. Hier müssen Sie weitgehend Ihr eigener Therapeut sein (→ „Lebensumstände und individuelle Risikofaktoren").

Ihr eigener und bester Therapietrainer sind Sie sowieso, wenn es um die tägliche, regelmäßige und effektive Mundhygiene geht.
Das Einüben am Beginn macht sicher eine spezialisierte Kraft in der Zahnarztpraxis mit Ihnen, denn die kennt das ganze Handwerkszeug, all die Zahncremes und Spülungen und die besten Tricks. Hoffentlich stellt sie das Passende für Ihren Fall zusammen. Die tägliche Anwendung bleibt Ihr Ding:
Tägliches zweimaliges Zähneputzen, die Benutzung von passenden Spülungen sowie regelmäßige professionelle Zahnreinigungen sind hierbei die unumstößliche Basis.

Pauschaliert geht das besonders die Männer an, denn Frauen achten für gewöhnlich viel sorgsamer auf die Pflege Ihrer Zähne. Dagegen sind die Frauen durch die hormonellen Schwankungen im Laufe ihres Lebens anfälliger für Entzündungen und Degeneration von Zahnfleisch und Zahnhalteapparat. Diese Faktoren lassen sich leider nicht oder nur schwer beeinflussen, und wenn mehrere von ihnen gleichzeitig vorliegen, können sie sich gegenseitig in ihrer negativen

Wirkung verstärken.

Bei den Risiken durch System- und Organerkrankung gehört die Mitarbeit des Facharztes unbedingt dazu. Es gibt heute schon etliche Konferenzen und Kompetenzzirkel zu dieser interdisziplinären Zusammenarbeit.

Allgemein durchgesetzt hat sich diese Erkenntnis aber noch lange nicht und es bleibt zur Zeit leider noch weitestgehend in Ihrer Verantwortung, diese gleichzeitigen Behandlungen zu organisieren.

Der erste Schritt in dieser Richtung sind die anamnestischen Befragungen zur Selbsterkenntnis.

Dieser wird ähnlich aussehen wie der folgende Test, der Ihnen sagt, ob möglicherweise eine Parodontitis vorliegt. Bitte schön langsam lesen und genau überlegen, ob die Antwort JA oder NEIN heißt!

Der Test ist sehr ernst gemeint und mit Absicht so aufgebaut, dass bereits ein einziges JA ein positives Testergebnis bringt.

Fragebogen zum Parodontitisrisiko

für jedes JA gibt es einen Punkt:

Blutet das Zahnfleisch beim Putzen oder beim Essen?

Haben Zähne sich in der Position verändert
oder ist der gewohnte Zusammenbiss anders geworden?

Haben die Zähne, besonders die Frontzähne, Abstände die
vorher nicht da waren?   Bleibt Essen dazwischen hängen?

Wenn Sie Zahnersatz (Teilprothesen) tragen, passt er noch gut?

Geht das Zahnfleisch scheinbar zurück?

Sieht das Zahnfleisch an manchen Stellen stärker gerötet aus?

Mundgeruch. Haben Sie oder Ihre Familie/Freunde etwas
bemerkt (selbst kann man es selten merken)?

Merken Sie ab und zu einen metallischen oder salzigen
Geschmack im Mund?   Ist der Mund oft trocken?

Zähne pressen oder Knirschen: kommt das häufig vor?

Haben die Eltern schon früh viele Zähne verloren (früher als 60 Jahre)?

Kommen in der Familie Diabetes und Herz-/Gefäßerkrankungen vor?

Haben Sie selbst eine der folgenden Krankheiten: Diabetes,
Herz-/Gefäßerkrankung, Rheuma oder Arthritis, Leukämie, HIV,
Chemotherapie oder andere Erkrankungen des Immunsystems?

Sagen Sie eindeutig ja zu einer der folgenden Fragen:
Stress? Rauchen? Bewegungsarmut? Schlechte Ernährung?

Hat Ihr Arzt Ihnen Psychopharmaka , Blutdruckmittel oder
Medikamente für die Nieren verschrieben?

Fällt das gründliche Zähneputzen schon ab und zu mal aus?

Für Frauen: sind Sie schwanger oder planen Sie es demnächst?

Punktsumme:

Test positiv (also schon ein einmaliges „Ja") heißt auf jeden Fall: Abklärung der Diagnose durch einen Zahnarzt, der sich mit dieser Krankheit gut auskennt! Der positive Verdachtstest ist leider negativ für Sie, denn er legt die Diagnose Parodontitis nahe.

Ist die Diagnose Parodontitis durch den Zahnarzt bestätigt, muss er zwei Strategiekonzepte auf den Weg bringen:

Der auf Parodontologie spezialisierte Zahnarzt mit seinem Team kümmert sich um den Mund und die Zähne.
Er macht den systematischen Behandlungsplan und entwickelt für Sie ein angepasstes Behandlungskonzept. Ziel ist das „reset" zum gesunden Zustand, wie ich das oben beschrieben habe.

Das ist die Strategie 1 für alles was im Mund passiert. Rechnen Sie damit, dass ein solcher Behandlungszyklus sich manchmal über viele Monate streckt. Gründlichkeit und System gehen hier vor Schnelligkeit. Parodontitis kommt selten über Nacht und entsprechend ist die Rückführung in den gesunden Mundzustand auch langwierig.

Strategie 2 bedeutet, dass die Frage nach dem Grund der Erkrankung beantwortet werden muss. Wer oder was hat das Gleichgewicht zwischen Bakterien und Immunabwehr gestört (→ „Immunologie").
Das ist genaueste Kriminologenarbeit auf der Suche nach inneren und äußeren Risikofaktoren und in Ihre Mitarbeit ist immens wichtig. Ganz oft wird die Zusammenarbeit mit anderen Fachärzten sinnvoll und notwendig sein.

Ich greife schon mal in die Zukunft und möchte Ihnen zeigen, wie ein **Behandlungszyklus einer effektiven Parodontitistherapie** aussehen könnte.

Es ist hier eine realer Plan eingestellt, der einen solchen Zyklus mit der zweigleisigen Strategie in einem wirklich schweren Fall von Parodontitis zeigt.

Dazu kommt in „echt" natürlich noch der individuelle Terminplan für den Patienten.

Die Fachbegriffe habe ich allerdings schon möglichst verständlich übersetzt.

Um den Ablauf nachvollziehbar werden zu lassen, beginnen wir mit dem Zyklus vereinfacht im Januar :

Dieser Fall ist ein sehr umfangreicher Plan einer Parodontitisbehandlung an allen Zähnen und in ziemlich ausgeprägter Form.

In diesem Musterfall wurde jahrelang nichts erkannt und nichts unternommen, bis die ersten Zähne sich durch eine leichte Schieflage und den Trend zur Wanderung bemerkbar gemacht haben.

Die kleineren Fälle sind zum Glück die Mehrheit und je besser wir Zahnärzte darin werden, diese Krankheit frühzeitig zu erkennen, desto sanfter und schonender werden auch die operativen Behandlungszyklen.

Hier hatten weder der Xaver S. noch sein Zahnarzt in den vergangenen Jahrten aufgepasst. Deshalb braucht er das volle Programm....

Patient:	**Xaver S., München**
Januar	VOR DER BEHANDLUNG:
	Krankengeschichte (Anamnese)
	Suche nach den Risiken
	und Begleiterkrankungen
	UNTERSUCHUNG und BEFUND → **DIAGNOSE**
Phase II	**RISIKOMANAGEMENT**
	Völlig geschädigte Zähne werden entfernt
Februar bis	Rundum wird aller BIOFILM (weich und verkalkt)
März	entfernt
	Mundpflegetechnik für den
	Patienten wird gezeigt, unterstützende Massnahmen
	wie Mundspülung, Ernährungsgewohnheiten,
	alternative Heilmittel angewandt
	Alle (!) DEFEKTEN ZÄHNE:
	Füllungen, Kronen etc.werden repariert, damit
	kein Schlupfwinkel für Bakterien bleibt
Phase II	**FULL MOUTH SCALING** bedeuted:
April	mit einer zeitgemäßen Systematik werden innerhalb
	von 2 Tagen ALLE Wurzeloberflächen gereinigt und
	dann dicht abgedeckt für eine ungestörte Heilung.
	Möglicherweise zusätzliche Medikamentenverordnung
	HYGIENEPHASE bedeutet:
	mit konsequenter Technik (die in der ersten Phase
	gezeigt wurde) wird mehrere Monate ernsthaft Zahn-
	pflege und Mundhygiene betrieben (auch für die Zukunft!)
Phase III	**Überprüfung:**Gibt es noch Zähne mit Taschentiefen
November	von mehr als 4-5mm Tiefe bei mittlerem Risiko:
Dezember	ein erneuter Zyklus oder chirurgische Techniken
	sind nötig. Manchmal bleibt nur die Zahnentfernung
Januar	dieses unsicheren Zahnes
	Erst wenn KEINE Zahnfleischtaschen von mehr als
	4-5mm vorhaden sind und die Tests keine aktive
	Parodontitis mehr zeigen, ist der Zyklus erfolgreich
	abgeschlossen. Erst jetzt sollten endgültige Pläne
	für Zahnersatz und Implantate gemacht werden.

Was hilft ?

NUTZEN

Wer die Techniken kennt, weiß wovon der Zahnarzt spricht wenn es um die Behandlung geht. Stehen Alternativen zur Verfügung, wird mit etwas Fachwissen nicht blind gewählt. Was ist Basisbehandlung? Was ist sinnvoll? Worauf könnte man verzichten?

Haben Sie Angst vor der oft als schrecklich beschriebenen Parodontitis-Behandlung? Das ist unnötig!
Die Angst verschwindet, wenn das Verständnis wächst.

Je besser Sie die Parodontitis verstehen, desto weniger Chance hat diese Volkskrankheit bei Ihnen !

Vorbemerkung: Wenn keiner etwas tut, gerät die Parodontitis leicht außer Kontrolle und auf die schiefe Bahn. Der Zahn geht verloren.

So ziemlich jedes klassische Handbuch der Zahnbetterkrankungen stürzt sich gleich auf die mechanistischen Ansätze der Therapie ohne zuerst die vorbeugenden Maßnahmen zu ergreifen.
Es wird das Boot ausgepumpt, ohne zuerst mit dem Patienten zusammen nach den Lecks zu suchen (→ „Anamnese-Untersuchung -Diagnose").
So geht es nicht und leider ist genau diese Vorgehensweise der Grund für so viele, für Patienten und Zahnärzte, frustrierende Resultate. Das passiert so häufig, dass die Mediziner dafür sogar einen Begriff

geschaffen haben.

„Fataler restaurativer Zyklus" heißt der Ausdruck und bedeutet folgendes:

Der Patient kommt zum Arzt. Nach vielleicht sogar einer kleinen Anamnese geht es gleich zur Untersuchung und dem Befund. Meist beschränkt sich dieser Befund auf die Zähne des Menschen. Zügig wird eine Diagnose durchgeführt und dann geht es gleich zur Behandlung mit Kostenplan.

Trotz Mühe, Zeit, vielleicht noch Schmerz und etlichem an Geld kommt kein nachhaltiger Erfolg zustande.

Der Patient sieht den Fehler beim Arzt, der Arzt sieht den Fehler im problematischen Krankheitsbild und beide zusammen starten eine neue Runde mit einer etwas anderen Therapie. Möglicherweise startet der Patient sogar mit einem anderen Behandler. Frustration auf allen Ebenen.

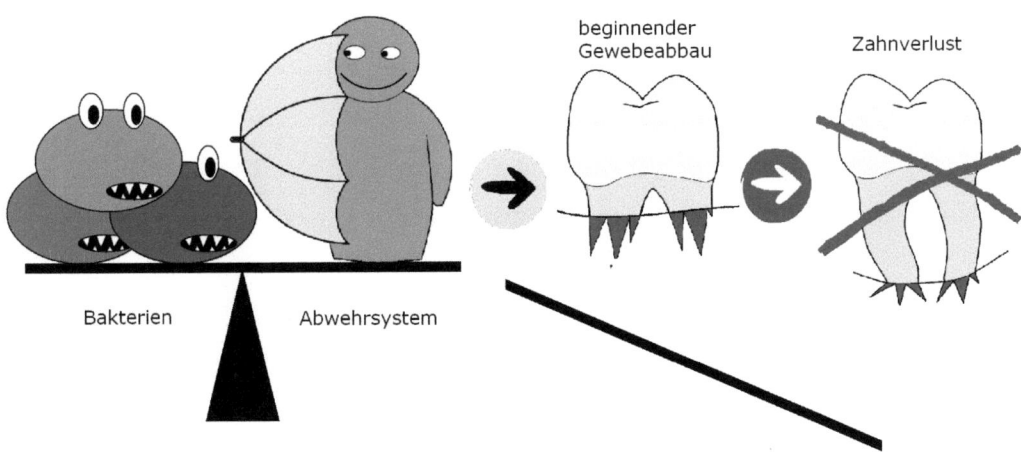

Dabei ist der Fehler so offensichtlich.

Die Weichen zum Erfolg werden am Anfang gestellt.

 Eine sorgfältig durchgeführte erste Phase aus eben der Patientenbefragung mit sorgfältiger und ausgiebiger Diagnostik bringt eine große Sicherheit bei der Wahl der richtigen Mittel (→ „Anamnese-Untersuchung-Diagnose").

Die richtige Behandlungswahl und das richtige Einschätzen der Erfolgsaussichten bringen Vertrauen und die ganze Therapie wird für alle Beteiligten erfolgreich .

Plädoyer für den parodontologisch tätigen Zahnarzt:

Ich möchte in diesem Buch nicht falsch ausgelegt werden. Sehr viele Zahnmediziner sind hervorragend in der Behandlung der Parodontitis mit den verschiedensten operativen Techniken ausgebildet und machen einen tollen Job.
Besonders bei der wiederherstellenden Mikrochirurgie wird Sensationelles vollbracht.

So weit zu kommen geht nicht ohne Leidenschaft für diesen Beruf und viel Engagement. Die Ausbildung zum Master in der Parodontologie dauert beispielsweise drei Jahre und erfordert viel Zeit, Geld und genaues Lernen. Es wird mit so viel Einsatz und Gründlichkeit behandelt, und doch fehlt es so häufig an der Ausbildung über die vielfältigen medizinischen Zusammenhänge.

Nicht zuletzt geprägt durch das Bezahlsystem der zahnärztlichen und ärztlichen Leistungen klafft die größte Lücke bei der Vorbeugung von Risiken.
Vorbeugung heißt in der Fachsprache: Prävention.

Präventivmedizin

Dazu gehört Systematik in der Krankheitsbestimmung und deren Risiken, ein genauer Plan für die weiteren Maßnahmen und ein Konzept für die lebenslange Betreuung eines Patienten.

Die Prävention (gleichbedeutend mit Prophylaxe) hat vier Kapitel und idealerweise sollten Sie folgendes erwarten:

Die erste Phase - Primäre Prävention

Im Kapitel „primäre Prävention" ist die größte Wirksamkeit zu erwarten. Da haben wir es noch mit Gesunden zu tun. Es geht darum, gesund zu bleiben.

Die größte Verantwortung liegt ganz sicher bei Ihnen selbst. Die professionelle Hilfestellung liegt darin, Ihnen die Risiken zu zeigen und Ihnen das Handwerkszeug mitzugeben, um damit zurechtzukommen. Gehen Sie nochmal zurück in die Kapitel der Risiken und checken Sie Punkt für Punkt die eigene Situation. Da hilft dann auch keine Verharmlosung(→ „Forschung nach den Ursachen der eigenen Zahnbetterkrankung").

Risiko bleibt Risiko und solange es vermeidbare Faktoren sind, liegt es nur an Ihnen und der oft zitierten Mündigkeit, ob Sie das Problem angehen oder auf Risiko setzen.

Konkrete Maßnahmen:

soweit zumutbar und möglich, gilt es die Risiken aus der persönlichen Situation kleiner zu machen. Die Mundhygiene mit einer Auswahl der Mittel aus (→ „Mundspüllösungen") zu optimieren hilft garantiert.

Die richtige Putztechnik lernen Sie am besten bei der Dentalhygienikerin Ihres Zahnarztes und mit geduldigem Üben vor dem Spiegel. Ziel ist der Erhalt des gesunden Zustandes.

Die zweite Phase - Sekundäre Prävention

Genau hier liegt der entscheidende und kritische Punkt bei der heute üblichen Diagnostik der Parodontitis. Genau hier fehlt es noch häufig an der Früherkennung, um zu vermeiden, dass Sie vielleicht erst mit blutendem Zahnfleisch oder lockeren Zähnen ein offenes Ohr für die Behandlung finden. Bluten und Knochenabbau sind schon Zeichen einer ausgebrochenen Krankheit, kein Schwelbrand mehr, sondern zumindest ein Zimmerbrand mit ganz offenen Zeichen (Symptomen), die wirklich keiner mehr übersehen sollte.

Haben Sie die Unterschiede der traditionellen oder besser schon historischen Methoden der Parodontitis Erkennung zu den zeitgemäßen Methoden noch im Kopf?

Es geht in der Vorbeugung um die „Präsymptomatische Diagnostik" , wie das Wort in der Zahnmedizinersprache heißt. Konkret um den Unterschied, ob die Ampel auf Grün oder schon auf Gelb steht (→ „Anamnese-Untersuchung-Diagnose", „Die Bestimmung der aMMP-8 als Befund"). Beim roten Licht sind Sie schon lange nicht mehr in der Phase 2 der Vorbeugung oder Prävention sondern in der späten Erkrankungsphase!

Denken Sie daran, dass Allgemein-Mediziner eine „Präsymptomatische Diagnostik" regelmäßig machen. Beispiel ist der Bluthochdruck. Da werden die Cholesterinwerte schon gemessen, lange bevor der Blutdruck oben aus Skala schießt oder der arterielle Blutdruck einen Menschen kurz vor den Infarkt oder den Schlaganfall bringen.

Die gleiche Professionalität dürfen Sie heute auch vom Parodontologen erwarten.

Konkrete Maßnahmen:

Eine Untersuchung durch den Parodontologen und Bestimmung des aktuellen Zustandes mit klassischen UND zeitgemäßen Untersuchungsmethoden. Der Parodontologe entscheidet dann nach dem Ergebnis und mit hoffentlich viel Fingerspitzengefühl auf eine verstärkte Primäre Prävention oder auf eine zeitgemäße und wirksame Behandlung.

Ziel ist das Verschieben des Gleichgewichts in den möglichst gesunden Bereich.

Die dritte Phase - Tertiäre Prävention

Genau genommen keine eigene Phase sondern die Folge aus dem Wissensstand der zweiten Phase in fortgeschrittener Form. Die Parodontitis ist aktiv und schon dabei, Zahnhaltegewebe zu zerstören, das dann für alle Zeiten verloren ist. Je früher die zweite Phase eine Parodontitis erkannt hat, desto besser sind die Chancen auf eine weitgehende Heilung.

Konkrete Maßnahmen:

Es wird soviel und soweit behandelt bis die Nachkontrollen mit den Methoden der zweiten Phase wieder mindestens eine gelbe Ampel zeigen (→ „Medizinisch basierte Behandlung zeitgemäß").Ziel ist es, die Gewebe zerstörenden Vorgänge zu stoppen und nach Möglichkeit eine Heilung zu erzielen.

Zurück in die erste Phase geht es aus der dritten Phase leider nicht mehr.

Einmal Parodontitis erkrankt, meint für die Prävention: Gefährdung, Alarm! Reine Vorbeugung reicht nicht mehr, die regelmäßige Zustandskontrolle ist unverzichtbar. Ohne auf die Ampel zu schauen geht es nicht.

Professionelle Zahnreinigung oder PZR

Das kennen Sie sicher. Ganz besonders wenn Sie schon mal Probleme mit dem Zahnfleisch hatten oder wenn die Karieszerstörung stärker war, hat Ihr Zahnarzt Ihnen sicher dazu geraten. Aber wie sinnvoll ist das und wie sollte das ablaufen?

Die Bundeszahnärztekammer sagt in einer aktuellen Patienteninformation von 2013 folgendes: „Die PZR ist eine Intensivreinigung mit Spezialinstrumenten, mit dem Ziel, alle krank machenden oder kosmetisch störenden Beläge auf der Zahnoberfläche zu entfernen....."
http://www.bzaek.de/fileadmin/PDFs/pati/bzaekdgzmk/2_03_pzr.pdf
Studieren Sie diese Information in Ruhe denn da steht sehr viel Vernünftiges drin!
Praktisch ist die PZR meist so etwas wie eine hoch effektive Waschanlage für die Zähne im sichtbaren Bereich. Auch an schwer zugänglichen Stellen sollte der Biofilm vollständig entfernt sein, die Verfärbungen und Ablagerungen sind weg, die Zähne fühlen sich schön glatt an und sind sauber. Zum Schluss kommt noch ein Schutzlack gegen Karies drauf. Dazu noch ein paar Worte und vielleicht sogar noch kontrollierende Übungen zur Zahnputztechnik.

Beim Gesunden in der ersten Phase der Vorbeugung ist das alles kein Problem. Ein Gesunder braucht noch kein Heilungskonzept.

Optimal wird die geschulte Assistentin sogar mit Ihnen die genaue Technik für die Pflege zu Hause, gegebenenfalls die Risiken für eine Erkrankung und da dann auch die Abhilfe besprechen. Unterstützende Maßnahmen und eine Ernährungsberatung können auch noch Thema sein.
Besonders bei Kindern ist das Thema Ernährungsberatung wegen der vielen versteckten Zucker und der Wichtigkeit der Zeitabstände als Kariesvorbeugung sehr sinnvoll !
Somit ist die PZR für den Gesunden eine tolle Sache und hilft in regel-

mäßigen Abständen reinen Tisch zu machen und alle Biofilm Matten gründlich zu beseitigen. Eine Schutzimprägnierung mit Fluoriden gegen Karies ist auch gut, denn diese schützt relativ lange gegen Karies.

Für den schon an Parodontitis Erkrankten oder den Hochrisikopatienten für Parodontitis funktioniert das leider ganz und gar nicht in ausreichender Form:
Was ist mit den Biofilmen in den Zahnfleischtaschen? Ignorieren oder besser mit Instrumenten entfernen? Schadet das oder hilft das und mit welchem Instrumentensystem soll das gemacht werden? Woher weiß ich in der PZR, ob die Parodontitis gerade aggressiv zerstörend arbeitet oder im Schlafzustand ist? Hilft denn die PZR bei Parodontitis wirklich?
So viele Fragen, die in der Systematik einer üblichen Zahnreinigung offen bleiben.

Rolle des „Recall"-Systems in der Parodontalbehandlung
Seit ungefähr 30 Jahren machen wir diese Art der PZR ziemlich häufig. In einem Land wie der Schweiz geschieht das sogar fast flächendeckend. Trotzdem ist dummerweise die Zahl der Parodontitis Erkrankungen nicht zurückgegangen sondern gestiegen!
Gerade in der Schweiz wird von namhaften Professoren dieses Problem offen diskutiert, denn das Problem ist bekannt.

Die professionelle Reinigung allein reicht meist nicht aus, Sie aus dem Topf der erkrankten Parodontitis-Patienten heraus zu holen. Sie nützt nicht, um Sie in der zweiten und dritten Phase der Vorbeugung effektiv zu betreuen.
Auch die gründlichste Reinigung bringt keinen Input an Information und ohne Input keine Erkenntnis über den aktuellen Gesund-

heitszustand und die Ampelphasen Grün-Gelb-Rot (→ „Kompakt" Seite 125). Dazu ist die zusätzliche Bestimmung des Krankheitszustandes, also eine wiederkehrende Diagnostik mit zeitgemäßen Mitteln, absolut notwendig(→ „Anamnese-Untersuchung-Diagnose").

Re-Evaluierung ist das Fachwort dafür.

Das Problem kann damit schon gelöst werden und nur so wird ein Recall zur effektiven

Individualprophylaxe

Möglichkeit 1:

der Parodontologe könnte jedes Mal vor der PZR eine genaue Befundung machen. Er bespricht dann mit der Hygieneassistentin das jeweils notwendige Programm und lässt es von ihr entsprechend durchführen. Genau so, wie wir das in der zweiten Phase gesehen haben, wäre eine solche Routine je nach Krankheits- und Risikolage ein- bis dreimal im Jahr notwendig.

So steht das auch in der Patienteninformation der Zahnärztekammer: „Am Anfang einer PZR steht zunächst eine gründliche Untersuchung...", und ich gehe schon davon aus, dass die Untersuchung vom Arzt und nicht von der zahnmedizinischen Fachhelferin gemacht wird.

Das wäre dann eine richtige Wiederholungsuntersuchung und ist nicht mit der üblichen Zahnreinigungssitzung zu verwechseln! Hoch effektiv aber, leider im allgemeinen Versicherungssystem kaum bezahlbar.

Möglichkeit 2:

die Hygieneassistentin macht sich das zur Aufgabe. Dazu fehlen ihr nach den heutigen Ausbildungswegen die Kenntnisse. Selbst eine nach schweizer Kriterien ausgebildete Dentalhygienikerin hat das nicht in ihrem Ausbildungskatalog. Sogar der allgemeine Zahnarzt braucht dafür noch zusätzliche Spezialausbildungen.

Möglichkeit 3:

wir schaffen ein neue Berufsgruppe: Daran wird gearbeitet und das wird möglicherweise so etwas wie eine Zahnarztausbildung in einem schmalen, aber sehr hochqualifizierten Ausbildungsweg.

Erste Studiengänge für den Bachelor in Dentalhygiene sind seit kurzem gestartet. Sie oder er wird spezialisiert sein für die Fragestellung: Prävention, Diagnostik und Betreuung.

Der Bachelor der Zahnhygiene wird im übrigen kein reiner Frauenberuf sein!

In Deutschland, Österreich und sogar in der Schweiz gibt es hier gewaltigen Entwicklungsbedarf.

Die Zahlen sind fast nicht glaubhaft, denn in Deutschland kommt nur eine(!) seriös ausgebildete Dentalhygienikerin auf 100 Zahnärzte.

In USA sind es dagegen mehr als 110, in Schweden über 75 und sogar in Italien 36 dieser Präventionsprofis auf 100 Zahnärzte!

KOMPAKT

Die drei Phasen der Vorbeugung (Prävention) sind unterschiedlich, weil sie sich einmal an den Gesunden, dann an den Gefährdeten an der Schwelle zur Erkrankung und zuletzt an den Erkrankten richten.

Professionelle Zahnreinigung oder PZR ist nur ein Aspekt der Prävention.

„Lassen Sie diese (Professionelle-Zahn-Reinigung) nur vornehmen, wenn sie nötig ist" raten Verbraucherzentralen so herzlich pauschal. Meine Meinung dazu: Sinnvoll ist eine Vorbeugung für jeden. Schauen Sie aber, was Sie bekommen! Für Kinder ist eine ganz andere Struktur notwendig als für den Parondontitis-Patienten.

Ein gleiches Vorgehen für alle Patienten ist Unfug.
Vorbeugung und Nachsorge in der Parodontitis erfordern eine Qualifikation, die der eines spezialisierten Zahnarztes in diesem Bereich nicht nachstehen darf!

Die Individualprophylaxe ist nach dieser Definition das richtige Instrument.

Klassischer Ansatz der mechanistischen Zahnfleischbehandlung

Operativer mechanischer Teil der Behandlung.

Das Ziel war schon immer so definiert: alles erkennbar Schädigende entfernen und möglichst viel Gesundes erhalten. Das Programm dazu heißt schonende Reinigung.

Das Schädigende wurde früher als Zahnbelag und Zahnstein bezeichnet. Heute wissen wir genauer darüber Bescheid und nennen es den bakteriellen Biofilm (→ „Biofilm").

Das Gesunde ist die Gewebestruktur um den Zahn mit allen Einheiten, die jede ihre Funktion hat und nicht zuletzt den Zahn selbst.

Im Prinzip ist dieses Entfernen der schädlichen Auflagerungen nichts anderes als professionelles Karotten schälen. Der Vergleich ist wirklich nicht schlecht und ich werde die Karotte später nochmal in die Hand nehmen, wenn es um die Bewertung und Wirksamkeit der einzelnen Techniken geht.

Die vierte Phase - Quartäre Prävention

Bevor wir an den Zahn und die infizierte Wurzel, gehen brauchen wir oft erst einmal ein intaktes Umfeld.

Quartäre Prävention hat zum Ziel, alles zu beseitigen was falsch oder überflüssig im Mund ist. Das ist ein klassischer Ansatz. Bleiben die Störfaktoren im Mund, ist der Behandlungserfolg aller anderen Maßnahmen unmöglich.

An den Zähnen sind diese Störfaktoren so einfach zu finden und werden seltsamerweise trotzdem so oft ignoriert:

- kaputte Füllungen mit Spalten und Rissen

- unbehandelte Karies-stellen

- Amalgamfüllungen mit großflächigem Zahnfleischkontakt

- abstehende Ränder von Kronen oder Brücken

- Prothesenbauteile mit Schlupflöchern für ganze Biofilmkolonien

- Zähne mit Wurzelinfektionen, die sicher nicht von Parodontitis zu heilen sind und manches andere.

Die Störfaktoren haben eine gemeinsames Problem: aus allen diesen Nischen, Rissen, Löchern und versteckten Höhlen lässt sich der Biofilm nicht sauber entfernen. Die verbliebenen Bakterien können sich dort ungestört und in Höchstgeschwindigkeit erneut vermehren.
Was nutzt dann die gründlichste Reinigung der Zahnoberflächen und der Zahnwurzeln?
Was nützt da eine chirurgische Parodontitisbehandlung?

Das Thema ist so wichtig, dass wir darüber mittlerweile auch verlässliche Vergleichsstudien haben. Wird diese quartäre Prävention nicht sorgfältig gemacht, bevor die eigentliche mechanische Parodontitisbehandlung anfängt, ist der Erfolg hinterher viel schlechter oder bleibt völlig aus.
Die so vernachlässigten Testgruppen aller Studien hatten am Ende der Behandlungszyklen leider weniger überlebende Zähne.

Das Vorgehen beim Zahnarzt sieht logischerweise so aus:
-all die mechanischen Defekte der Zähne vorab reparieren, und wenn es mit einer hygienisch guten Übergangslösung ist.
-Brücken und Teilprothesen auf Konstruktionsmängel prüfen.
-Amalgamsanierung. Für entsprechend sensible Patienten eine wich-

tige Sache.

–Zähne, die mechanisch oder parodontologisch ganz schlechte Heilungschancen haben, müssen schon in dieser Phase das Spielfeld verlassen.

 Quartäre Prävention ist eine klare Forderung für jedes parodontologische Behandlungskonzept.

Handinstrumente

Ich möchte eine Fläche von hartem Belag befreien und glätten. Da nehme ich am besten eine Raspel, einen Hobel oder eine Art von Kartoffelschäler.

Genau so sehen diese zahnärztlichen Instrumente aus. Natürlich in Miniatur und in den verschiedensten gebogenen und geraden Formen. Der Zahnarzt nennt sie Küretten, Scaler oder Feilen und Generationen von Parodontologen haben über die Jahre dieses Instrumentarium perfektioniert.

Geschlossenes Vorgehen

Die Anwendung mit ein bisschen Betäubung so gut wie schmerzfrei. Sie hören nur ein Schaben und Kratzen. Ganz sorgfältig versucht der Zahnarzt Millimeter für Millimeter aller Wurzeloberflächen von dem anhaftenden Belag zu reinigen (→ „Biofilm").

Dabei darf die scharfe Instrumentenspitze auch nicht ein bisschen von der Wurzel abrutschen, sonst schneidet sie ins Zahnfleisch und reißt dort Gewebe heraus. Früher war das gewollt und man nannte das „innere Kürettage": durch Bakterien infiziertes Gewebe durch herausschälen entfernen.

Das ist überholte Technik, jede gesunde Zelle zählt für die Heilung und besonders die des inneren Zahnfleisches, des Saumepithels.

Die Bakterien können wir heute eleganter und ohne Gewebsschädigung entfernen.

Offene Vorgehensweise

Sind die Zahnfleischtaschen schon tiefer als 6 Millimeter, wird es ein Unding, ohne Sichtkontrolle zu arbeiten. Das ist wie beim Putzen unter dem Teppich. Vernünftigerweise wird der zurückgeschlagen, beim Zahnfleisch sagt man aufgeklappt, und erst dann ist Kontrolle der Reinigung möglich.

So ein Eingriff ist schon eine andere Behandlungsdimension. Die offene Wunde muss genäht werden und notwendig ist ein mechanischer Schutz für einige Tage.

Geschlossen oder offen, die Reinigungswirkung ist systembedingt bei dem <u>alleinigen</u> Einsatz von Handinstrumenten begrenzt.

Dazu später mehr beim Karottenvergleich.

Ultraschall und Schallreiniger

Mit einer Ultraschallreinigung beginnt so gut wie immer der Ansatz des parodontologischen Programms.

Elektrisch in Schwingung versetzte Griffel mit einer Haken ähnlichen Spitze können alles entfernen, was an harter und fremder Substanz versteckt in den Zahnfleischtaschen und sichtbar auf dem Zahn haftet. Der Antrieb wirkt dabei wie ein unterstützendes Servo für die Hand des Zahnarztes.

Die Spülung, um die gelösten Partikel und Bakterien aus der Zahnfleischtasche zu spülen, ist gleich mit eingebaut.

Die Art und die Bewegungen, wie diese Ultraschallgriffel geführt werden, sind fast die gleichen wie bei den beschriebenen Handinstrumenten (Küretten, Scaler).

Dabei hat das Servo des Ultraschalls gegenüber der reinen Hobelaktion der Handinstrumente einen entscheidenden Vorteil:
Der Effekt heißt „Kavitation" und macht vereinfacht folgendes: die Spitze des Instruments schwingt im Rhythmus des Ultraschallantriebs mit 20.000 Schwingungen und mehr pro Sekunde. So schnell kann die Speichelflüssigkeit in der Zahnfleischtasche der Bewegung nicht folgen. Es entstehen kleinste Hohlräume oder Blasen und wenn diese gleich darauf wieder zusammenfallen, gibt es Implosionen. Das ist das Gegenteil von einer Explosion, aber genau so wirksam.

Harte Strukturen wie das Gebälk des Biofilms (die Matrix) werden zerstört und die Wände der Bakterien werden zum Platzen gebracht. Dem Zahnfleisch und der Zahnoberfläche macht das bei richtiger Handhabung zum Glück wenig aus. Die Wirkung der Kavitation ist sogar noch bis zu einem halben Millimeter von der Arbeitsspitze weg da Dieser halbe Millimeter ist in der parodontalen Zahnfleischtasche eine halbe Galaxie!

Ist das Servo kein Ultraschallerzeuger, sondern ein luftgetriebener Motor, gibt es den Kavitationseffekt so gut wie nicht (Unterschied: Ultraschallgerät - Schallgerät).
Klugerweise nimmt man diese Schallreiniger nicht bei der Erstreinigung, dafür aber später für die wiederkehrenden Behandlungen, wenn es um die größtmögliche Schonung des Gewebes geht.

Laser Behandlung

Um den Laser ranken sich immer noch Mythen. Laserbehandlung klingt auf jeden Fall immer nach Fortschritt und StarWars Technologie.

Laser ist nicht gleich Laser. Laserstrahlen starten beim Laserpointer mit dem kleinen roten Punkt im Vortragssaal bei wenigen Milliwatt und gehen in der Zahnmedizin bis zum 20 Watt Laser. Der durchtrenntdas Gewebe schonend und geht drucklos wie ein warmes Messer durch die Butter . Also fragen Sie unbedingt, welcher Laser bei Ihrer Behandlung zum Einsatz kommen soll.

Ist die Laserbehandlung denn nicht gefährlich für den Patienten? Die Frage muss ich mit ja und nein beantworten.

So wie die Wellenlänge und die Leistung ausgewählt werden, kommt es immer darauf an, was damit gemacht werden soll. Auch hier gilt: jedes Instrument ist nur so gut, wie die Hand, die es führt.

Softlaser

Softlaser im Milliwattbereich werden diskutiert als Gewebe stimulierend und Heilung fördernd. Dies wird wesentlich dem Rotlichteffekt zugeschrieben.

Dafür gibt es durchaus glaubhafte Studien. Diese Soft Laser können in der Heilungsphase in manchen Fällen absolut hilfreich sein.

Lichtwellen in diesem Spektrum von rotem Licht regen das Wachstum an. Hautgewebe,Knochen, Fasern und Blutgefäße werden vermehrt gebildet. Die Mitochondrien als Kraftwerke der Zellen bekommen Energie und viele Enzyme werden verstärkt produziert.

Powerlaser

Wenn ich mit dem Laser Auflagerungen der Zahnwurzel (→ „Biofilm") und Bakterien direkt entfernen will, brauche ich schon etliche Watt an Laserleistung. Diese Laser heißen dann Dioden Laser, Kohlendioxid Laser oder YAG Laser. Mit ihnen funktioniert das Zerstören des Biofilms hervorragend und gleichzeitig wird das ganze Gebiet auch sterilisiert.

Es ist allerdings ohne direkte Sicht auf den Strahl eine echte Herausforderung für den Parodontologen, den Wirkungsbereich sicher einzuschätzen und nicht dazu noch gesundes Gewebe zu schneiden.

Optimal geht das nur bei einer offenen Behandlung mit vorübergehend zur Seite geklapptem, frei liegendem Zahnfleisch (→ „Handinstrumente, offene Vorgehensweise") und immer nur in Kombination mit einer mechanischen Methode wie Handinstrumente oder Ultraschall.

Pulverstrahltechnik

Eine elegante Technik. Auch ein griffelartiges Handstück bei dem aus einer Düse mit Luft und Wasser verwirbeltes Pulver gesprüht wird (Airflow).

Wie beim Laser müssen Sie hier aufpassen: Es gibt Pulverstrahl-Geräte, mit denen Verfärbungen und Beläge wunderschön im sichtbaren Bereich entfernt werden. Die Zahnkronen werden damit konkurrenzlos perfekt gereinigt und bis in drei Millimeter tiefe Zahnfleischtaschen kann man damit auch restlos den anhaftenden Biofilm entfernen.

Auch bei jeder Art von Implantatoberflächen bekommt man damit eine saubere Oberfläche, in der offenen Vorgehensweise (→ „Handinstrumente, offene Vorgehensweise") sogar bis tief unter dem normalen Zahnfleischrand.

Perioflow

Tief unten auf der Wurzeloberfläche haben übliche Airflow-Geräte nichts zu suchen. Der Druck und die Energie des Gemischs ist viel zu hoch und für die Wurzeloberfläche und das Gewebe der Zahnfleischtaschen ist es das falsche Pulver. Für diesen Zweck gibt es ein Reinigungspulver auf Glyzin-Basis und entsprechend abgestimmte Pulverstrahlgeräte. Diese Geräte heißen dann Perioflow-Systeme.

Chirurgische Techniken

Keine Angst, das wird kein Kurs zum Parodontalchirurgen. Sie müssen allerdings die grundsätzlichen Unterschiede kennen, wenn es um Ihre eigene Behandlung geht.

Abtragende Chirurgie (resektive Parodontalchirurgie)

Was gab es da früher alles für schreckliche Geschichten über Parodontose Behandlungen.

Zahnfleisch wurde: weggebrannt, verätzt, verschmolzen, abgeschnitten etc..

Im Prinzip ist das schon so und es waren die ersten Versuche, mit dem Problem der tiefen Taschen zurechtzukommen.

Ist die Tasche zu tief, schneide ich oben den Rand ab. Schon ist die Tasche nur noch halb so tief oder ganz weg. Dummerweise liegt dann die Zahnwurzel frei und die Zähne sehen aus wie Pfahlbauten oder Türme. Dazwischen setzen sich Speisereste. Karies greift die Wurzel an und es zischt beim Sprechen. Dann muss eben der Patient mit allen möglichen Zahnzwischenraumbürstchen und Schabern ständig säubern und damit leben.

Zum Glück ist das für die meisten Fälle Historie. Nur noch im nicht sichtbaren Bereich der Seitenzähne und wenn alles andere versagt, gibt es für diese Methoden noch ein Einsatzgebiet.

Chirurgische Kronenverlängerung

Der Sonderfall der abtragenden Chirurgie. Wenn Ihr Parodontologe diese Methode empfiehlt, geht es um einen tief von Karies zerstörten Zahn oder um einen Bruch der Zahnkrone. Er kann dann eine neue Krone oder Brücke so konstruieren, dass später die Konstruktion guten Halt findet und der Rand in einem gesunden Bereich der Zahnfleischfurchen zu liegen kommt. Das kann Sinn machen und ist oft voraus schauend gedacht.

Wiederherstellende Chirurgie (rekonstruktive Parodontalchirurgie)

Hier sind wirklich die besten Profis unter den Parodontologen unterwegs. Zum Teil mit Methoden der Mikrochirurgie und unter OP-Mikroskop können plastische Wiederherstellungen gemacht werden, die wirklich beeindruckend sind.

Da werden neue Zahnfleischpapillen konstruiert, Ränder kosmetisch verschoben, Halteknochen an den Defektort transplantiert, Defekte mit Ersatzmaterialien aufgefüllt, Membranen zur gesteuerten Heilung eingebaut und vieles mehr.

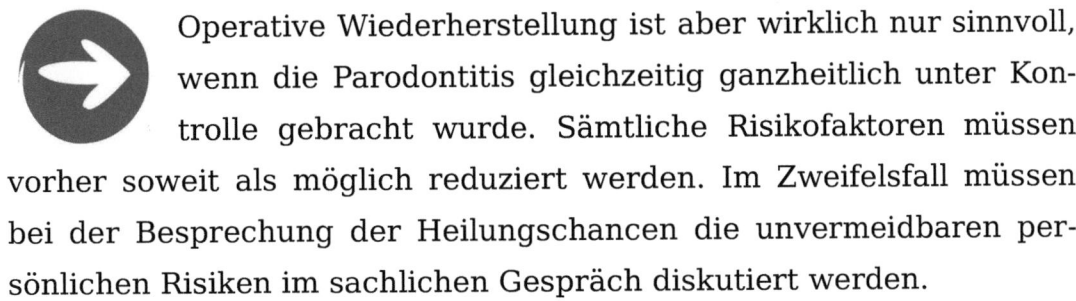 Operative Wiederherstellung ist aber wirklich nur sinnvoll, wenn die Parodontitis gleichzeitig ganzheitlich unter Kontrolle gebracht wurde. Sämtliche Risikofaktoren müssen vorher soweit als möglich reduziert werden. Im Zweifelsfall müssen bei der Besprechung der Heilungschancen die unvermeidbaren persönlichen Risiken im sachlichen Gespräch diskutiert werden.

Karottenvergleich und Wertung

Ich hatte versprochen, auf die Karotte zurückzukommen. Die sieht ja schon wie ein Zahn aus und kommt so frisch vom Markt noch mit Staub und Erde an der Oberfläche und mit dieser Schalenhaut, die wir nicht so gerne mitessen.

Stellen Sie sich vor die Erdkrümmel wären der stark mineralisierte Biofilm, früher der Zahnstein genannt. Der Staub und die Partikelchen sind die freien Bakterien und die Schalenhaut ist so etwas wie der fest haftende bakterielle Biofilm im Wurzelzement. Das alles zusammen nennen wir im Modell das Krankhafte und die Karotte an sich das Gesunde. Vom Gesunden wollen wir nicht das Geringste ver-schwenden und das Krankhafte soll restlos weg.

Möchten Sie das praktisch an der Karotte probieren? Dann wünsche ich viel Geduld. Nehmen Sie mal ein Messerchen und schälen Sie diese Riesenwurzel Bahn für Bahn.
Gesunde Karotte wegschneiden ist absolut verboten! Die Zahnwurzel soll ja auch nicht kleiner werden.
Ich bin sicher, spätestens nach der fünften oder sechsten Karotte (Wurzeln haben Sie bis zu 64 im Mund) geben Sie auf. Sie werden immer noch schmale Bahnen entdecken, die mit dem Messer noch nicht einwandfrei bearbeitet wurden. Oder es wird übrig gebliebene Krater oder Risse in der Karotte geben, in die Sie nicht hineinkommen.
Schon besser ginge das mit dem Pulverstrahl, dem Laser und zum Teil auch mit der PhotoACT, wenn da nicht beim Zahn das Problem der Zugänglichkeit wäre.

Sie sehen: alle diese Systeme sind gut, keines ist perfekt. Selbst die schwäbische Nobelmarke eines Sportwagenbauers ist bei 96% fehlerfreien Produkte schon glücklich.

Bescheidener liegt die Wirksamkeit dieser verschiedenen mechanischen Behandlungen der Parodontitis. Mit viel Glück liegt bei Ihrer eigenen Behandlung die Effektivität bei vielleicht 90%. Die restlichen 10% sind unter praktischen Bedingungen unvermeidliche Fehler im System .
Ein paar ungeschälte Streifen auf der Karotte, tiefe Grübchen über die das Messer fährt oder Risse in der Oberfläche, die weder vom Pulverstrahl noch vom Ultraschall erreicht werden, sind schon zu viel. Diese „Ungenauigkeit" gefährdet den Erfolg in hohem Maße!

Was bei jedem einzelnen Verfahren übrig bleibt ist eine Restmenge von infiziertem und von Bakterien wimmelnden Gewebes. Das ist ist schon zu viel für einen guten Ausgang der Therapie. Wir möchten doch auch hier keinen „fatalen" Zyklus beginnen (→ „Was hilft", erster Abschnitt). Es wäre Unsinn zu streiten, welche Methode jetzt noch die relativ Beste ist.
Es bleibt immer ein systembedingter Rest, wenn wir nur eine einzige Methode verwenden!

„Nie alle Eier in einem Korb transportieren" heißt die alte Bauernweisheit. Lassen Sie uns doch die Verfahren einfach kombinieren, um ein System zu schaffen, dass Fehler ausgleichen kann.
Die Welt ist voll von redundanten Systemen. Ein Auto hat nicht nur Bremsen. Es hat dazu noch eine stabile Fahrgastzelle, Gurte und Airbags. Möchten Sie auf eines dieser Systeme verzichten?

Je mehr Verfahren wir kombinieren, um so näher geht es an die 100%

Grenze heran (ohne diese je zu erreichen). Praktisch bewährt hat sich in der operativen Parodontitis-Therapie eine Kombination mehrerer Verfahren in einem Stufenplan (→programmierte Therapieanweisung).

Eine Möglichkeit der effektiven Kombination ist: zuerst der Einsatz des Ultraschalls oder der Handkuretten, um die Mass des Biofilms und der verkalkten Grundstruktur (früher: „Zahnstein") zu entfernen. Danach eine Runde Reinigung aller Wurzeloberflächen mit dem Pulverstrahlsystem und abschließend eine Abtötung der restlichen Keime in den Zahnfleischtaschen, auf der Wurzeloberfläche und im Zahnfleisch mit einer Methode wie dem PACT oder ähnlichem (→ PACT).

KOMPAKT

Keines der mechanistischen Systeme kann eine 100% Entfernung des Biofilms garantieren. Nur durch die Kombination verschiedener Verfahren ist eine Annäherung an eine vollständige Entfernung des Bakterienfilms denkbar.

Idealerweise werden Handarbeit, physikalische Kräfte und chemische Wirkung kombiniert.

Medizinisch basierte Behandlung zeitgemäß

Mit geradezu Lichtgeschwindigkeit hat sich das Behandlungskonzept der Parodontitis ins 21.Jahrhundert bewegt. Die besprochenen mechanischen Methoden sind teilweise seit Jahren erprobt und bewährt und niemand wird diese Systeme über Bord werfen, so lange noch nichts Besseres zur Verfügung steht.

Mechanik und die ganzen anderen Techniken der Wurzelreinigung, Biofilmentfernung sind genau wie die wiederherstellenden chirurgischen Methoden alle zeitgemäß. Eine einzelne Technik ist jedoch nur ein Bausteine in einem Gesamtplan, der den ganzen Menschen einbezieht.

Parodontitisbehandlung ist heraus aus dem nur Handwerklichen und etwas Medizinisches geworden. Was der Parodontologe mit Ihrer Parodontitis macht, spielt sich in ganz wesentlichen Bereichen außerhalb des Mundes ab. Er hat eine Strategie, mit dieser Erkrankung zurechtzukommen, die in sich logisch aufgebaut ist und in die er vernünftiger Weise viel Sicherheit eingebaut hat.

Jeder Fall ist einzigartig, trotzdem ist es möglich ein Basiskonzept aufzubauen. Angepasst wird es wie eine Checkliste. Was im Einzelfall nicht gebraucht wird, wird abgehakt und nicht verwendet. Was übrig bleibt, deckt Ihren individuellen Bedarf an Behandlungsmaßnahmen und das Konzept als Checkliste sorgt dafür, dass nichts vergessen wird (→ „Behandlungszyklus einer effektiven Parodontitistherapie").

Antibiotische Behandlung als Ersatz zur Mechanik?

Ein echter Segen und Fortschritt in der Medizin, dass wir diese Medikamente zur Verfügung haben. Oft sind sie echt lebensrettend!

In der Parodontalbehandlung kommt für die Antibiotika in Ganzkörperdosis allerdings nur eine unterstützende und schützende Rolle in Frage.

Der Biofilm auf der Zahnwurzel bleibt auch von hohen Dosierungen unbeeindruckt und muss immer mechanisch entfernt werden. Antibiotika als Tabletten geschluckt haben nichts mit ganzheitlicher Behandlung zu tun und funktionieren auch nicht als Ersatz zur Mechanik!

Zum Schutz des Körpers vor Bakterienüberschwemmungen aus dem entzündlichen Zahnfleisch sind Antibiotika bei geschwächten oder entsprechend anfälligen Patienten aber oft absolut notwendig.

Biomarker zur zeitgemäßen Behandlungskontrolle

Immer gut zu wissen, wo man steht. In den strategisch aufgebauten Behandlungskonzepten ist die immer wieder kehrende Bestimmung des Krankheitsstatus ein Grundsatz.

Re-evaluierung nennen wir diese Kontrolluntersuchungen, und die biochemischen Analysen helfen mit ihrer Unbestechlichkeit. Arzt und Patient bekommen so maximale Sicherheit.

Markerkeim Test

Den Einsatz von Antibiotika wird der Zahnarzt genau abwägen und manchmal mit der Keimbestimmung das genau passende Präparat auswählen. Dazu gibt es seit mehr als fünfzehn Jahren einen sehr genauen biochemischen Test:

Dieser Test auf typische Bakterien für Parodontitis (→ „Rolle der Bakterien" und → „Die Bestimmung der Bakterien als Befund") ist die geniale Ergänzung für den Einsatz von Antibiotika. Erfunden wurde das zugrunde liegende PCR (PolymeraseChainReaktion)-Verfahren schon in den achtziger Jahren von einem Herrn Mullis, der dafür den Nobelpreis bekam. Das Prinzip ist das gleiche wie bei der Bestimmung in der Kriminalistik, beim Vaterschaftstest, der Erkennung von Krankheiten, der Analyse urzeitlicher Knochen und vielen anderen Anwendungen: es wird die DNA, die Erbsubstanz analysiert.

Was kann der Test?

- Die Keime zu kennen ist ein großer Vorteil bei der Wahl des Antibiotikums, denn Blindschüsse mit Breitbandantibiotika treffen alle Keime vom Mund bis in den Enddarm. Besser ist es, das Mittel auszuwählen, welches hauptsächlich auf die identifizierten, schädlichen Keime wirkt.
- Je nach Konzentrationen der Bakterien lässt er eine gezielte Behandlung planen in der Fragestellung: Antibiotika, Einsatz ja oder nein?.
- Als Kontrolluntersuchung zeigt der Test, mit Einschränkungen, den Behandlungserfolg.

Zum sicheren Verständnis müssen wir darüber sprechen, dass auch die typischen Parodontitiskeime fast immer da sind, nur die Menge verändert sich. Dennoch ist es ein großer Irrtum, wenn man aus der Menge auf die Schwere der Krankheit schließt. Wie immer kommt es auf die Balance zwischen Bakterienangriff und Immunabwehr an.

MMP-8 Test

Der Test für die Aktivität der Gewebszerstörung ist der MMP-8 Test . Dieser Test gehört sowohl zur Diagnostik als auch zur Behandlungsmethodik (→ „Die Bestimmung der MMP-8 als Befund").

Was kann der Test?

- Die MMP-8 ist immer vorhanden. Ihre Funktion gehört zum normalen, gesunden Knochenumbau. Wenn die Konzentration zu stark wird, wird mehr Knochen abgebaut als neugebildet. Dieser Grenzwert ist bekannt.

- Der schnelle und einfache Test, direkt am Patienten mit einem Teststreifen, zeigt die Überschreitung des Grenzwertes. Eine Parodontitis ist dann aktiv und zerstört das Gewebe.

- Als Labortest mit Entnahme von Sekret aus der Zahnfleischtasche lässt sich sehr gut ablesen, wie schwer die Parodontitis ist. Je schlimmer der Zustand, desto höher ist die Konzentration von MMP-8 in der Flüssigkeit.

Als Zusammenfassung lässt sich mit diesem Test in der ersten Untersuchungsphase sagen, ob eine Parodontitis da ist und wie stark.
Nach Abschluss des Behandlungszyklus kann bei der Kontrolldiagnostik der momentane Zustand und schließlich der Erfolg der Behandlung gemessen werden.

Das ist der heutige Stand. Einige andere Ansätze zur biochemische Analyse sind in Erprobungsphasen und es wird spannend sein, zu sehen, was uns in den nächsten Jahren noch an dann zeitgemäßen Methoden zur Verfügung steht.

Umfassender Behandlungsansatz

NUTZEN

„Wir sind überzeugt, dass (..) ein gesundes Zahnfleisch absolut entscheidend ist, um den Körper gesund zu erhalten"
sagte Dr. D. Cochran, der Präsident der amerikanischen Parodontologen und Chef am Zentrum für Gesundheitswissenschaften in San Antonio, Texas, vor wenigen Jahren.
"Deshalb ist es so wichtig, <u>einfache</u> Möglichkeiten zur parodontalen Gesundheit zu fördern. Zum Beispiel, viel grünen Tee zu trinken, denn da kennt man bereits die gesundheitlichen Vorteile."

Unterstützende Begleitmaßnahmen

Vor der operativen Phase hatten wir die Prävention und nach der erfolgreichen Behandlungsphase kommt für die meisten die lebenslange Nachbetreuung.

Parallel macht es Sinn, die Parodontitis ganzheitlich anzugehen. Das kann aber nur unterstützend sein.
Ist die Krankheit bereits aktiv, sind die mechanischen Maßnahmen unersetzlich(→ „Klassischer Ansatz der mechanistischen Zahnfleischbehandlung").

Strukturierter Biofilm auf den Zahnwurzeln bietet den Bakterien ein sicheres Zuhause. Von Medikamenten, Lösungen, Tinkturen etc. und selbst einer radikalen Umstellung Ihrer Lebensweise bleiben diese leider weitgehend unbeeindruckt (→ „Biofilm").

Oberstes Gebot der Ganzheitlichkeit ist die Risikominimierung. Sie erinnern sich an die lange Liste der möglichen äußeren Risikofaktoren? Alle vermeidbaren Risiken systematisch vermeiden heißt das Proramm (→ „Ursachen aus der eigenen Situation").

Mittel der klassischen Zahnmedizin und Pharmakologie

Es geht hier um Arzneimittel, die der Parodontologe während seiner Therapiephase anwenden kann. Diese sind in Deutschland, Österreich und auch in der Schweiz fast alle rezeptpflichtig, also nichts für das eigene Programm des Patienten(→ „Was kann ich zusätzlich tun„).
Die Unterscheidung zu Medizinprodukten oder Nahrungs-ergänzungsstoffen ist schon wichtig, weil für Arzneimittel ganz andere Vorschriften für die Sicherheit und Wirksamkeit gelten. Schauen Sie doch mal auf der Seite des Bundesministeriums für Gesundheit um: https://www.bundesgesundheitsministerium.de/themen/krankenversicherung/arzneimittelversorgung/arzneimittel.html

Die Erfahrungen aus der Praxis haben gezeigt, dass allein die klassischen mechanischen Maßnahmen nicht ausreichen, um nachhaltig die Keime aus den Zahnfleischtaschen und besonders aus dem angrenzenden Weichgewebe zu entfernen.
Wann ein Arzneimittel eingesetzt wird, entscheidet der Parodontologe. Das kann schon in der Vorbereitungsphase sein, wenn die akute Entzündung das notwendig macht. Fast regelmäßig ist der Einsatz während und nach der operativen Phase. In geringerer Dosierung sind diese Stoffe teilweise die Basis für die generelle Mundhygiene zu Hause.

Medikamente direkt in die Zahnfleischtaschen (durch den Zahnarzt)

Antibiotika lokal:

Um Antibiotika nicht mit der Gießkanne über den ganzen Körper zu verteilen, gibt es Präparate direkt für die Zahnfleischtaschen.

Tetracyclin (Doxycyclin, Minocyclin)

ist immer noch das gebräuchlichste Antibiotikum für diesen Zweck. Tetracycline lassen sich tonnenweise sehr billig herstellen und sind leider mittlerweile auf der ganzen Welt unterwegs. Unmengen davon werden in der Tierzucht und in Fischfarmen verbraucht. Sogar die Bewuchs hemmenden Farben für Schiffe enthalten zum Teil Tetracyclin. Damit ist Tetracyclin auch überall in der Nahrungskette, ob Fleisch oder Fisch, in ordentlichen Mengen vorhanden.

Als Parodontitis Patient sollte Sie jetzt nicht Ihre Ernährung auf mehr Fisch und Fleisch umstellen. Im Gegenteil.

Die Folgen für die Therapie beim Menschen sind dramatisch: resistente Bakterienstämme in allen Bereichen und vor allem eine hohe Quote von Allergisierungen. Allgemeinmediziner wenden es nur noch in speziellen Fällen an (z.B. Zeckenborreliose).

Für die Behandlung der Parodontitis ist die rein antibiotische Wirkung auf Bakterien zum Glück gar nicht so entscheidend. Eine Variante des Tetracyclins, das aktive Doxycyclin, hat beim Abwehrvorgang der Parodontitis eine segensreiche Wirkung: die Hemmung der Enzyme, die für den Knochenabbau verantwortlich sind (→ „Zeitgemäße Untersuchungsmethoden Bestimmung des Enzyms aMMP-8 als Befund").

Mit dem Tetracyclin/Doxycyclin werden aktive Knochenabbauzellen unwirksam gemacht und die Bildung von neuen solchen Zellen wird gehemmt. Der organische Regelkreis im Knochenstoffwechsel verschiebt das Gleichgewicht wieder zu Gunsten des Knochenaufbaus.

Die dafür notwendigen kleinen Mengen werden direkt am Zahnfleisch eingesetzt. Dazu gibt es Pasten und Gels, auch mit Langzeitwirkung und auch Mikrogranulate wie Atridox,® Arestin® oder Ligosan Slow Release® .

Fäden mit Doxycyclin sind heute nur noch für die kurzzeitige Notfallbehandlung empfohlen. Der nicht lösliche Fadenrest macht die schrittweise Ausheilung unmöglich.

Imidazol und Metronidazol Gel

ist hervorragend in der Wirksamkeit auf die typischen Verdächtigen in der parodontalen Bakterienszene. Obwohl es häufig für die chronische Parodontitis empfohlen wird, ist es eigentlich korrekterweise für die akuten Fälle ideal:

Da ist einmal der Schmerzfall einer neu aufgetreten Zahnbettentzündung, bei dem es schnelle Linderung bringt (antibiotische Wirkung: aktive Bakterien weg, Entzündung und Schwellung weg, Blutung und Schmerz weg).

Die andere Anwendung bringt in Verbindung mit der systematischen mechanischen Behandlung (→ „Der klassischer Ansatz der mechanistischen Zahnfleischbehandlung") eine ergänzende Wirkung in der Keimbekämpfung.

Das häufig verwendete Präparat heißt Elyzol® und ist ein zähflüssiges Gel.

Antibiotika sind nicht nach Ihrem Geschmack? Oder besser: Sie haben erkannt, dass viele Behandlungen von Entzündungen auch ohne

Antibiotika möglich sind.

Da gibt es **alternative Therapielösungen:**

Chlorhexidin Chip

Ein besonderes Präparat ist der PerioChip®. Damit kommt das Chlorhexidin in hochkonzentrierter Form mit 33% genau an den richtigen Platz. Das kleine Plättchen aus Gelatine, im trockenen Zustand wie ein Stück orangefarbenes Plexiglas, schiebt der Parodontologe nach der mechanistischen Behandlung in die Zahnfleischtasche. Dort wird es weich, schmiegt sich an die Wurzel an und entfaltet über bis zu 10 Wochen seine Wirksamkeit. Die positiven Ergebnisse zur Verkleinerung der Zahnfleischtaschen sind in vielen Studien nachgewiesen.

Der Chip ist eine echte Alternative zum Einsatz von Antibiotika. Es gibt so gut wie keine Unverträglichkeiten und die Gefahr, dass Bakterien sich an den Stoff so gewöhnen wie an Antibiotika besteht nicht.

Sinnvoll ist in ausgewählten Fällen die Behandlung bei einzelnen Zähnen mit tiefen Taschen, häufig auch zwei bis drei Mal hintereinander. Einen kompletten Mund damit zu pflastern wäre schon aus Kostengründen nicht gut.

Photo aktivierte chemische Therapie - PhotoACT

Diese Technik kommt ursprünglich aus der Allgemeinmedizin. Licht wird dazu benutzt, um auf chemischen Wege akitve Substanzen zu schaffen, die durch Bakterienabtötung Heilungsprozesse auszulösen. Wir sind mit der PhotoACT im Grenzbereich zur mechanischen Handarbeit und holen uns die Hilfe aus der Chemie und Physik:

In der Parodontalbehandlung geht das heute nach folgendem Prinzip:
In die erkrankten Zahnfleischtaschen wird ein Farbstoff eingebracht.
Dabei sind die grünen Farbstoffe nicht ganz so wirksam wie das blaue
Toluidin, das schon für sich allein desinfizierend wirkt. Die Farbstoffe
haften sich an das Gewebe und erfreulicherweise auch an die schäd-
lichen Bakterien.

Anschließend kommt ein Laser mit schwacher Energie oder eine LED
Lichtquelle mit bestimmter Wellenlänge ins Spiel. Das ergibt jetzt die
photodynamische Wirkung.

Ein Teil des Lichts aktiviert den Farbstoff und es entstehenden aktive
Formen des Moleküls Sauerstoff. Bis zu 99,9% der Bakterien können
damit abgetötet werden, wenn diese nicht zu tief in einem festen Biofilm versteckt sind.

Der andere Teil des Lichts wirkt wie beim oben beschriebenen
Softlaser und unterstützt ganz wesentlich die Heilung und das Wachstum von neuem, gesunden Gewebe.

Sinnvoll ist die Anwendung nur, wenn es aus den Zahnfleischtaschen
nicht mehr blutet und deswegen wird die Anwendung oft auch in einer
getrennten Behandlungssitzung, Tage nach der mechanischen Reinigung durchgeführt.

Statine in Gelform

Noch Zukunft und bisher nur für experimentelle Zwecke verfügbar
können mit Statinen interessante und vielversprechende Behand-
lungsergebnisse erzielt werden. Im Prinzip ist die Wirkung ähnlich der
örtlichen Anwendung von Doxycyclin
(→ „Lebensumstände und individuelle Risikofaktoren →
Medikamente").

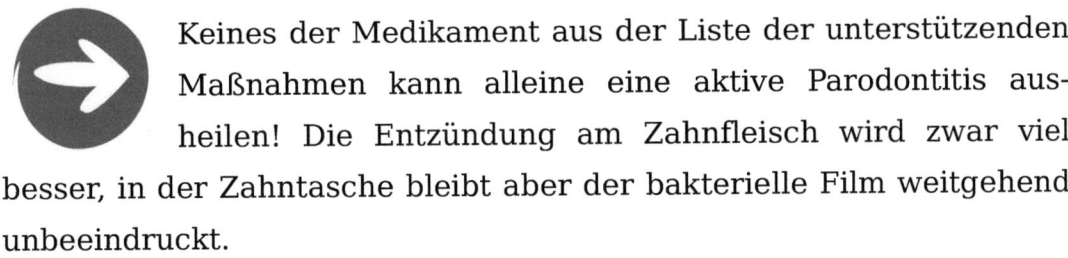 Keines der Medikament aus der Liste der unterstützenden Maßnahmen kann alleine eine aktive Parodontitis aus-heilen! Die Entzündung am Zahnfleisch wird zwar viel besser, in der Zahntasche bleibt aber der bakterielle Film weitgehend unbeeindruckt.

Der Biofilm in Zahntaschen kann nur mit mechanisch-physikalischen Methoden und nur vom Profi entfernt werden.

Mundspüllösungen

Oft rezeptierbar aber nicht unbedingt rezeptpflichtig. Davon gibt es in den Regalen allein in Deutschland mehr als 280 verschiedene Präparate.
Listerine® und Odol® sind schon allein mit je mehr als 25 Variationen am Start.

Nach Auswahl der gewünschten Wirkung kommen Sie nicht daran vorbei, genau auf die Inhaltsstoffe zu achten und das Passende für sich auszusuchen. Der Preis macht hierbei nicht die Wirkung! Eine gute Beschreibung der Inhaltsstoffe finden Sie auf der folgenden Seite:
http://www.codecheck.info/kosmetik_koerperpflege/mund_zahnpflege/ mundwasser_spuelungen.kat

In den Pharmaküchen werden die verschiedensten Mischungen herge-stellt und, um übersichtlich zu bleiben, müssen wir uns auf die Wich-tigsten beschränken:

Von klinischer Bedeutung ist heute besonders ein Wirkstoff, der sowohl vom Zahnarzt direkt angewendet wird als auch in vielen Präparaten zum häuslichen Bedarf enthalten ist:

Chlorhexidin

Bereits bekannt als der hochdosierte Chlorhexidinchip. Es gibt wohl kein Mittel in der Zahnmedizin, zu dem es mehr Veröffentlichungen gibt. Wirkungsweise, Anwendung und mögliche Nebenwirkungen sind in mehr als 50 Jahren so ausgiebig untersucht, dass ich das Chlorhexidin als sehr sicheres Arzneimittel bezeichnen möchte. Chlorhexidin wirkt gegen fast alle Keime und hat einen schlauen Wirkmechanismus. Das Molekül Chlorhexidin ist positiv geladen und haftet durch die Ladung gut überall im Mund und auf den Bakterienwänden.

Durch die gute Haftung verbleibt es dort, konzentrationsabhängig, als Depot und wirkt lange anhaltend und wirksam gegen Bakterien.

Die Wirkungsweise ist ähnlich wie im städtischen Schwimmbad über die Säurewirkung (Hypochlorige Säure) und auch nicht gefährlicher.

Die richtige Dosierung in Prozent und die Anwendungsdauer kennt heute hoffentlich jeder Zahnmediziner. In der akuten Phase kommen Lösungen mit 0,2% und Gels mit 1% oder 2% Konzentrationen zur Anwendung. Besonders wirksam ist dieses Chlorhexidin als Gel unter einer sogenannten Medikamentträgerschiene. Solche Schienen aus durchsichtigem Plastik, die wie eine zweite Haut auf den Zähnen liegt, sind besonders sinnvoll nach der Reinigung tiefer Zahnfleischtaschen und nach operativen Eingriffen. So halten sie nicht nur das Gel am besten Platz seiner Wirkung sondern schützen auch die empfindlichen Wundstellen vor einer mechanischen Belastung durch Essen oder zu gut gemeinte Putzaktionen.

Die Anwendungszeit von Chlorhexidin in dieser Dosierung bleibt auf maximal zwei Wochen beschränkt. Ansonsten kommt es zu Verfärbungen der Zähne und des Zahnfleisches. Weil dieser Stoff auch hervorragend auf der Zunge haftet, schmeckt spätestens nach dieser Zeit auch alles etwas komisch und ganz anders. Doch keine Sorge, nach dem Absetzen gehen beide Effekte auch vollständig wieder weg und stark haftende Verfärbungen lassen sich auch gut professionell wegpolieren.

In der Konzentration von 0,06% und noch dazu ohne Zusatz von Alkohol wird Chlorhexidin auch sinnvoll in Mundpflegemitteln für den Dauergebrauch und nebenbei frei verkäuflich angeboten.

Triclosan

Das Triclosan findet sich allenthalben, in Kosmetika, Waschmitteln, Kunststoffen und auch Mundpflegeartikeln. Dabei ist es in Lebensmitteln und in Materialien, die direkt mit Nahrung in Berührung kommen europaweit seit 2010 verboten. Studien weisen auf eine massive Muskelschwächung durch die Einnahme von Triclosan hin.

Die großen Konzerne, die es in Zahnpflegeartikeln einsetzen, haben bereits angekündigt, dass sie es in Zukunft freiwillig nicht mehr einsetzen wollen. Am besten sollten Sie es schon heute meiden.

Cetylpyridiniumchlorid   CPC ist wegen der antiseptischen Wirkung in Lutschtabletten, Spüllösungen und Zahnpasten enthalten. CPC wird allerdings durch den Speichel schnell ausgewaschen. Da ist Chlorhexidin die bessere Wahl , obwohl Studien wohl belegen, dass es in 0,5% Lösung für 12 Stunden gegen Biofilmbildung schützt.

Natriumlaurylsulfat -Sodiumlaurylsulfate- **SLS** ist eigentlich ein Waschmittel , ein Tensid und weist eine antibakterielle und antivirale Wirkung auf. Es wirkt jedoch auch allergieauslösend und hautreizend.

Wegen der zusätzlichen Reizwirkung auf das Zahnfleisch sind Triclosan , CPC und SLS umstritten und werden meiner Ansicht nach auch nicht gebraucht.

Fluoride sind kein Zusatz, den wir für die Behandlung oder Vorbeugung unbedingt brauchen. Das Thema wird sehr gegensätzlich diskutiert und gehört in die Kariesvorbeugung. Deswegen die klare Aussage: Wer sich damit unwohl fühlt, braucht keine Spüllösung mit Fluoriden für sein Weichgewebe.

Metallionen Zinn und Zink in verschiedenen Verbindungen und besonders das Zinnfluorid haben einen ausgeprägten antibakteriellen und so einen entzündungshemmenden Effekt. Im Mund sind diese Verbindungen allerdings nicht stabil und brauchen die Kombination mit beispielsweise dem Aminfluorid (Meridol®). Damit ergibt sich nicht nur eine sehr gute Wirkung gegen Bakterienfilme, sondern auch gegen die Säureangriffe bei der Karies am Zahnschmelz. Bis zu einer Konzentration von 0,15% in Spüllösungen ist nichts dagegen einzuwenden, wenn nicht zusätzlich auf andere Weise sehr viel Fluorid aufgenommen wird.

Methylsalicylat ist eine natürliche Verbindung, die in ätherischen Ölen von Pflanzen vorkommt und sehr hilfreich in vielen Cremes und Salben auf der Haut angewandt wird. Über die entzündungshemmende Wirkung auf den Schleimhäuten gibt es kaum verlässliche Studien.

Parabene haben keine(!) Wirksamkeit für die Parodontitisbekämpfung, sondern sind künstliche Konservierungsmittel.

Nach Recherchen enthalten ungefähr 37.000 Kosmetika in Europa Parabene. Deswegen sind Parabene heute quasi bei jedem nachweisbar. Dabei versteckt sich der Familienname Paraben hinter etlichen chemischen Namen, die alle auf *-paraben* oder *-benzoat* enden.

Ob und wie durch die Hormonähnlichkeit in der chemischen Struktur ein Schaden entstehen kann (Tumorbegünstigung?), ist noch völlig unklar und wird heftig gegensätzlich diskutiert.

Ohne Zweifel sind Alkohol und ätherische Öle die sichereren Konservierungsmittel und vorsichtshalber ist es besser, Parabene zu meiden.

Ätherische Öle gehören zwar zur klassischen Pharmakologie, sind aber durch die verwendeten Naturstoffe aus heutiger Sicht auch der alternativen Medizin zuzuordnen (→ „Mittel aus der alternativen Medizin").

Generell töten Mundspülungen mit ätherischen Ölen Mikroorganismen ab, indem sie deren Zellwände zerstören und deren Enzymaktivität blockieren.

In der Anwendung liegt der große Vorteil darin, dass mit den handelsüblichen Spüllösungen (Alverde®, Listerine cool-citrus®, One-drop-only®, Salviagalen®, WalaVita®, Vademecum Med® und anderen) eine tägliche und wirksame Mundhygiene gemacht werden kann, ohne dass es zu unerwünschten Wirkungen kommt.

Kombinationen

Naheliegend ist es verlockend für die Industrie, verschiedene Wirkungen in einer Spüllösung zu vereinen. Wenn Sie ein reines Monopräparat aus den oben genannten Stoffen haben wollen, so finden Sie das nur bei den Chlorhexidinpräparaten (Chlorhexamed®, Corsodyl® und andere) und eingeschränkt bei ätherischen Ölen.

Fast alle anderen handelsüblichen Spüllösungen sind gemischt und es ist fast unmöglich, eine zu finden, die in allen Teilen unbedenklich ist. Kritiker sind immer unterwegs.

Was wird am häufigsten gemacht? Fluoridzusätze helfen bei der Kariesvorbeugung direkt am Schmelz (min. 0,025% Fluorid = 250 ppm), antibakterielle Pharmastoffe wie das Chlorhexidin, das Pyridiniumchlorid, Triclosan oder Metallionen reduzieren die Keime ebenso wie ätherische Öle.

Vertreter dieser Gruppe sind das Odol-med3®, Odol®, Meridol®, Colgate-Total®, Parodontax® und etliche weitere.

Ein bisschen Vorsicht noch bei den Kombinationspräparaten mit Alkoholbeimischung! Der Gehalt an Alkohol kann bis zu 25% ausmachen. Alkohol wirkt antibakteriell und dient gleichzeitig zur Konservierung der Flüssigkeit und leichten Lösung der ätherischen Öle. Der Alkoholzusatz hat allerdings Nebenwirkungen (Brennen, trockenes Gefühl im Mund, alkoholischer Mundgeruch) und kann in geringen Mengen auch über die Mundschleimhaut ins Blut gelangen.

Manche Studien meinen, dass eine Langzeitanwendung von Alkoholprodukten das Risiko von Mundkrebs erhöhen könnte. Die sehr kritische amerikanische Zahnärztevereinigung und die amerikanische Arzneibehörde FDA stehen dagegen auf dem Standpunkt, dass die Kombination verschiedener Inhaltsstoffe mit Alkohol in antiseptischen

Mundspülungen allgemein „als sicher und wirksam anerkannt ist". Bestimmt werden sie diese Lösungen auch nicht schlucken!

Für Kinder und andere gibt es fast immer das ähnliche Präparat in alkoholfrei, auch wenn das die Wirksamkeit geringfügig vermindern kann.

Speichel

Neben all den kunstvoll gemixten Lösungen zum Wohl der Mundgesundheit dürfen wir nicht vergessen, dass wir ein effektives und ökologisch wirksames Spülmedium bereits im Mund haben:

Unser Speichel aus den großen und kleinen Drüsen, genau so wie das Fluid aus dem Zahnfleisch um den Zahn, enthält wunderbare bakterizide und fungizide Stoffe sowie Immunglobuline. Diese sorgen schon für eine Begrenzung des Wachstums der Mikroorganismen und helfen dem Immunsystem in vorderster Linie.

Muzine oder Glykoproteine schützen die Schleimhäute nicht nur vor Austrocknung, sondern auch vor Mikroverletzungen mit dem Eindringen irritierender und sogar Krebs auslösender Stoffe.

Die Wirkung als Puffer von Säuren ist von wesentlicher Bedeutung für Schutz gegen Karies.

Pflegen Sie also dieses System durch regelmäßige Stimulation und nehmen Sie bitte jede Veränderung, insbesondere eine Verringerung des Speichelflusses sehr ernst (→ „Medikamente-Mundtrockenheit").

 Zwischen den Zeilen haben Sie es sicher gelesen: Meiner Ansicht nach brauchen wir für die Behandlung der Parodontitis eigentlich nur zwei Spüllösungen (immer nur für Menschen ab 6 Jahren):

- Ein wirksam dosiertes Chlorhexidinpräparat in der akuten Phase während der Behandlung durch den Parodontologen und

- Ein sinnvoll kombiniertes Präparat mit ätherischen Ölen oder als Metallionenpräparat zur dauerhaften persönlichen Mundhygiene zuhause.

Fragliche Zusätze wie Parabene sollten nicht verwendet werden.

Mittel aus der alternativen Medizin

Hier können wir erfreulicherweise sogar in zwei völlig verschiedene Vorgänge eingreifen:

Gruppe 1
wirkt gegen schädliche Bakterien oder fördert die natürliche Mundflora.

Gruppe 2
stimuliert das gesamte Immunsystem.

Also eine mögliche gute Wirkung auf beiden Seiten der parodontologischen Wippe (→ "Wissenschaftliche Fakten verständlich").

Gruppe 1:
Ätherische Öle, vernachlässigte Wundermittel in direkter Anwendung?
Sehr viele ätherische Öle aus allen Kontinenten haben in Studien eine starke Wirksamkeit nicht nur gegen Bakterien, sondern auch gegen

Pilze und Viren gezeigt.

Selbst die sogenannten Hospitalismuskeime, also Keime gegen die es kein klassisches Antibiotikum mehr gibt, können damit erfolgreich bekämpft werden. Es gibt dafür Zubereitungsrezepte, die sich lesen wie ein mittelalterliches Hexenbuch und diese erfolgreichen(!) Tinkturen wurden so auch zum Teil schon vor tausend und mehr Jahren gerührt.

Klassische Antibiotika, in Tablettenform oder gespritzt, können die Öle aber nicht ersetzen. Deren Wirkung funktioniert nur, wenn sie in körperlichen Kontakt mit den Keimen sind. Über die Aufnahme im Darm oder ins Blut gespritzt funktioniert das nicht. Also sind Salben, Tinkturen und eben Spüllösungen die Domäne der ätherischen Öle.

Bis heute sind die Wirkungsmechanismen gegen Bakterien nicht so richtig erklärt, denn die klassische Biochemie hat erst vor wenigen Jahren begonnen, dieses hoch interessante Thema zu bearbeiten. Grundsätzlich ist es wohl so, dass ätherische Öle die Strukturen eines Biofilms auf der Zahnoberfläche weitgehend auflösen können. Bei den Keimen angelangt, schwächen sie zunächst die Zellhülle, bringen die Transporteiweiße durcheinander und stören die lebenswichtigen Enzymfunktionen der Bakterien und damit den Energiehaushalt.

Multi-targeting, also Angriff an verschieden Stellen, nennen wir den derart wirksamen Effekt.

Am Beispiel der Bakterien Staphylokokken, gegen die in manchen Fällen von Unempfindlichkeit gegen alle klassischen Antibiotika (MRSA-Keime) in der klassischen Pharmakologie kein Mittel zur Verfügung steht, hat sich Teebaumöl als höchst wirksam erwiesen:

1%iges Teebaumöl als Tinktur aufgebracht schafft es einer Studie zufolge 99 % der im Biofilm gepanzerten Staphylokokken innerhalb von 15 Minuten abzutöten. Selbst für MRSA-Staphylokokken waren nur 30 Minuten notwendig.

Im direkten Vergleich war 10%iges Teebaumöl sogar 2%igem Chlorhexidin leicht überlegen.

Ätherische Öle sind also die beste Wahl, um nachhaltig die bakteriellen Biofilme auf den Zähnen unter Kontrolle zu halten.

Welche Öle sind jetzt die besten? Brauchen wir etwas geheimes Exotisches oder tut es auch Thymian oder Rosmarin? Die Wahrheit liegt darin, dass jedes Natur-Öl zahlreiche Inhaltsstoffe enthält (200 und mehr).

Bei der Frage nach der Wirksamkeit als Bakterienkiller sieht man den kuriosen Effekt, dass sich verschiedene Inhaltsstoffe sowohl gegenseitig verstärken als auch sogar abschwächen können.

Am häufigsten sind die Bestandteile Terpene, daneben Hydrocarbone, Ester, Ether, Säuren, Alkohole, Aldehyde und Lactone. Die Gruppe der Terpene ist wesentlich verantwortlich für Geruch, Geschmack und antimikrobielle Wirkung.

Besonders die phenolischen Verbindungen mit Hydroxylgruppen entfalten eine starke antimikrobielle Aktivität (Thymol, Carvacrol und Eugenol etc.). Auch eine nachweisbare antimikrobielle Wirkung haben die Alkohole und Aldehyde (Linalol ,Terpineol, Thujol etc.).

Durch Analyse das richtige Öl für Ihre spezielle Fragestellung und das persönliche Keimspektrum auszuwählen, ist heute noch ein Ding der schieren Unmöglichkeit.

Als Lösung bleibt die Empirie, also die Erfahrung aus der Anwendung.

Hier eine Auswahl der ätherischen Öle, die bei unserer Fragestellung immer wieder als wirksam beschrieben werden (keine Wertung, in alphabetischer Reihenfolge):

Aloe Vera, Campher, Geranie, Lavendel, Liebstöckel, Lorbeer, Nelke, Neroli, Manuka, Majoran, Myrrhe, Pfefferminz (Menthol), Orange, Oregano, Ratanhia, Salbei, Schwarzkümmelöl, Teebaumöl, Thymian, Rosmarin, Zimt, Zitronengras, Zwiebel.

Mundpflegemittel mit diesen Stoffen, naturbelassen und in ausreichender Konzentration, sind garantiert eine hilfreiche Unterstützung bei der täglichen Anwendung.

Gruppe 2:
Alternative Heilmittel mit indirekter Wirkung

gehen die Parodontitis ganzheitlich an. Sie erinnern sich, dass neben der Bakterienkontrolle das nachhaltige Stärken der eigenen Abwehr die zweite wichtige Sache ist.

Die klassische synthetische Pharmakologie hat für die Parodontitis neben den sicher sehr wirksamen Zytokinen (Interferon etc.) für die Intensivbehandlung noch nicht viel zu bieten. Gewaltig ist dagegen die Liste von Präparaten und Substanzen (pflanzlich und homöopathisch). Dazu gibt es noch körperliche und psychische-mentale Methoden zur Verbesserung des Immunsystems.

Ätherische Öle und Pflanzenheilkunde

Anders als bei der direkten antimikrobiellen Wirkung ist das Wirkprinzip so zu verstehen: wirksame Pflanzenbestandteile werden geschluckt, in die Haut eingerieben oder eingeatmet. Die Qualität ist dabei von größter Bedeutung.

Durch minderwertige Ausgangsstoffe, industrielle Prozesse, lange oder falsche Lagerung kann die Wirksamkeit völlig verloren gehen. Erwarten Sie bitte also nicht von jedem übriggebliebenen Teebeutel mit der hoffnungsvollen Aufschrift „Grüner Tee" noch ein pharmakologische Wirkung.

Wie funktioniert das auf Zellebene?

Über die reaktiv erhöhte Mehrproduktion von Abwehrzellen oder die Reizreaktion an den Abwehrzellen selbst werden die Vorgänge des Immunsystems (→ „Immunologie") verstärkt. Es geht dabei hauptsächlich um eine Vermehrung der T-Lymphozyten, der T-Killerzellen und der T-Helferzellen. Gleichzeitig sollen die Botenstoffe von Entzündungen blockiert und damit eine Gewebsschädigung verhindert werden. Das nennt man den modulierenden Effekt naturheilkundlicher Präparate. Dieser ist, gegen alle Zweifler mittlerweile durch zahlreichen Studien belegt, eindeutig vorhanden.

Der rote Sonnenhut (Echinacea purpurea)

nimmt einen Spitzenplatz bei den Abwehr steigernden Mitteln ein. Den Sonnenhut haben wir übrigens erst vor knapp hundert Jahren von den Indianern Nordamerikas als Medikament übernommen, obwohl die Pflanze auch in Europa heimisch ist.

Als wirksame Bestandteile werden Polysaccharide, ätherische Öle, Flavonoide, Alkamide genannt. Nach vielen Studien sind es erstaunlicherweise gerade gewisse Polysaccharide (Zucker), die das Immunsystem stärken.

Der Grüne Tee (Camellia sinensis).

Die Substanz Epigallocatechin-3-Gallat (EGCG) aus der Gruppe der Flavonoide ist wohl verantwortlich für die positiven Effekte des grünen Tees. Studien zeigen, dass dieses Flavonoid mäßigend auf die Aktivität der T-Lymphozyten wirkt und eine ungewollte, überstarke Reaktion mit Tendenz zur Zerstörung von eigenem Gewebe bremsen kann.

Zusätzlich wird dem grünen Tee eine Wirkung als Radikalenfänger zugeschrieben (Antioxidans Catechin). Wegen der geringen Dosis in jeder Tasse Tee ist eine regelmäßige und dauernde Aufnahme notwendig.

Naheliegend wurde im Land des grünen Tees, in Japan, auch eine seriöse Studie gemacht zur Fragestellung von Parodontitis und grünem Tee. Immerhin wurde bei regelmäßiger Aufnahme, das ist für Japaner dreimal täglich ein große Tasse, ein eindeutiger Zusammenhang zu Zahnfleischentzündung nachgewiesen. Die 470 männlichen Teetrinker zwischen 50 und 60 Jahren hatten eine deutlich niedrigere Blutungsneigung im Zahnfleischrandbereich als die Vergleichsgruppe. Damit gibt es sicher zusätzlich noch eine lokale Wirkung wie bei einer Mundspüllösung durch die ätherischen Öle (→ „Gruppe 1").

Der Astragalus (Astragalus membranaceus)

kommt aus der traditionellen chinesischen Medizin. Mit verschiedenen Inhaltsstoffen wirkt er kräftigend bei Stress, Abwehrschwäche und Erkältung.
Wieder sind es die Polysaccharide der Pflanze, die das Immunsystem stärken sollen, während die Saponine und Flavonoide entzündungshemmend und blutbildend wirken.

Die Taigawurzel (Eleutherococcus senticosus)

kommt aus Russland und ist dort in wirklich großen Studien an zigtausenden von Menschen untersucht. Arbeiter großer Industriekombinate wurde über Jahre beobachtet. Die Krankheitsquoten und Fehlzeiten wegen allgemeinen Infektionskrankheiten reduzierten sich um ein Drittel, wenn die Probanden regelmäßig die Taigawurzel als Tee tranken.

Mistelextrakte (Viscum album)
sollen oft die Lebensqualität von Krebspatienten verbessern. Dies wird allerdings kontrovers diskutiert.
Es ist nach Erfahrungsberichten sehr wahrscheinlich, dass mit Mistelextrakten Immunzellen verstärkt angeregt werden.

Ginseng (Panax gingseng sowie Panax quinquefolius)
und seinem reinen Wurzelextrakt sagt man geradezu Allheilkraft zu Genau betrachtet sieht man, dass die meisten Anwendungsgebiete sehr viel mit dem Immunsystem zu tun haben und hier wird von un-zähligen, belegbaren Behandlungserfolgen berichtet .

Die Liste der Heilmittel ließe sich noch lange fortsetzen. Was zählt ist die Tatsache, dass sehr oft von Heilungserfolgen bei entzündlichen Erkrankungen berichtet wird und dass dieser Erfolg auf Anwendung von pflanzlichen Stoffen beruht.
Die klassische Medizin hat sicherlich mittlerweile begriffen, dass ein unermesslicher Schatz an Heilmitteln in der Natur liegt. Heute müssen wir aber noch akzeptieren, dass bei der Kompliziertheit der Vorgänge ein Verstehen oder ein Beweis meistens nicht möglich ist. Zu viele Faktoren sind gleichzeitig unterwegs, und wenn wir noch die energetische Wirkung der Homöopathie hinzunehmen wird es mit der Erklärung und dem wissenschaftlichen Beweis noch schwieriger.

Es macht einfach Sinn, hier auf zum Teil Jahrtausende alte Erfahrun-

gen zu vertrauen, denn das Problem Entzündung und Entzündungsab-
wehr gab es seit Anbeginn der Menschheit. Unsere analytische Wissenschaft ist vergleichsweise dazu noch ein Erkenntnisbaby.

KOMPAKT

**Natürliche Heilmittel, insbesondere ätherische Öle, haben
einen nachgewiesenen Effekt zur Bekämpfung der Bakterien im
Biofilm. Sie reduzieren die Keimzahl.**

**Zur Unterstützung des Immunsystems werden vielen Pflanzen-
bestandteilen positive Wirkungen durch Zellstimulation zuge-
schrieben.**
**Eine systematische und regelmäßige Anwendung im
Gesamtkonzept einer Parodontitisbehandlung erscheint aus
Erfahrung sinnvoll.**

Ernährungsunterstützung

Es gibt beispielsweise eine Studie, die erst vor wenigen Jahren in der
wohl international renommiertesten Fachzeitschrift der Parodontal-
zahnärzte veröffentlicht wurde: wer mehr als 4 Löffel pro-biotischem
Joghurt pro Tag isst, hat ein gesünderes Zahnfleisch.
Hängt es also nur am Joghurt und lassen sich damit all die anderen Risikofaktoren ausgleichen?

Der probiotische Joghurt hat ihre Zweifel geweckt? Zurecht, denn

Ernährung und eine gesundheitsfördernde Lebensweise haben so viele Facetten, dass ein Joghurt allein nicht reichen wird.

Gesunde und gehaltvolle Nahrung gehört trotzdem zur Gesamtbehandlung dazu. Irgendwo her müssen Sie ja kommen, diese wichtigen Bausteine aus dem Kapitel Rolle der Vitamine und Ernährung.

Ernährungswissenschaft wäre hier ein Thema, das den Rahmen sprengt. Darüber gibt es so viele gute Ratgeber und Bücher, dass ich Sie da an die Fachleute empfehle, die das Thema weit besser beherrschen. Wir haben definiert, was in der Nahrung enthalten sein sollte (→ "Ernährung","unzureichende Ernährung", "Rolle der Vitamine und Spurenelemente") und die gesunden Kochrezepte gibt es anderswo.

 Keines der Mittel aus der alternativen Medizin und Homöopathie und keine Diät kann **allein** eine aktive Parodontitis ausheilen! Die Entzündung am Zahnfleisch wird aber oft viel besser. Also nehmen Sie bitte die Mittel und Methoden der unterstützenden Parodontitisbehandlung ernst!
In der Zahntasche bleibt der etablierte bakterielle Film von allen Ölen, Tees und Tinkturen unbeeindruckt.

Zur Wiederholung: Biofilm in Zahntaschen kann nur mit mechanisch-physikalischen Methoden und nur vom Profi entfernt werden.
(→ „Operativer mechanischer Teil der Behandlung").

KOMPAKT

Art des Mittels	was ist das?	warum wird das verwendet?	Anwendung zu Hause
Antimikrobielle Mundspüllösung	Lösung aus Chlorhexidin, ätherischen Ölen, Triclosan, Metallionen, Pflanzenextrakte	nicht aller Biofilm kann durch Bürste und andere Hilfsmittel erreicht werden. Lösung haftet an Zähnen und Zahnfleisch und wirkt für Stunden.	nach dem Zähneputzen den Mund spülen, nicht nachspülen, nicht schlucken.
			Anwendung Praxis
Antiseptisches Gel	hoch konzentriertes Chlorhexidin in Gelform	hochkonzentriertes Chlorhexidin wirkt stärker als die Spüllösung, bei hoher Konzentration und langer Anwendung wird der Bakterienfilm zerstört, Infektion von frischen Operationswunden wird verhindert.	entweder einreiben mit Schwämmchen (weniger wirksam) oder unter einer Verbandplatte (Mundschiene) aus Weichplastik.
Antiseptischer Chip	Plättchen aus Gelatine mit dem Wirkstoff Chlorhexidin	das Plättchen wirkt für Wochen unter Abgabe des Wirkstoffs. Löst sich vollständig auf.	Nach der systematischen Reinigung der Wurzeloberflächen wird er mit der Pinzette eingebracht.
Antibiotisches Gel	ein zäh haftendes Gel aus der Anwendungsspritze, meist Doxycyclin oder Imidazol.	das Gel wirkt über Tage und kann Antibiotika in Tablettenform ersetzen. Löst sich vollständig auf.	Nach der systematischen Reinigung der Wurzeloberflächen wird es mit Spritzkanülen eingebracht.
Antibiotisches Mikrogranulat	feine Körnchen mit verzögerter Freisetzung, meist: Doxycyclin, Imidazol, Minocyclin.	die Körnchen geben über viele Tage den Wirkstoff ab, lösen sich vollständig auf.	Nach der systematischen Reinigung der Wurzeloberflächen wird es mit kleinen Stopfern eingebracht.
Antibiotischer Faden	feiner Faden mit Doxycyclin getränkt.	nur noch für die Notfallbehandlung empfohlen, da der Faden die Heilung stört.	Faden wird um den Zahn in die Zahnfleischtasche eingepresst.
Enzymhemmer lokal	Doxycyclin als Gel oder Granulat. Depotmischung zur langsamen Abgabe.	die Aktivität der Knochen und Gewebe zerstörenden Enzymen Wird stark gebremst. die antibiotische Wirkung ist nicht vorrangig von Bedeutung.	Zur Erstbehandlung oder Nach der systematischen Reinigung der Wurzeloberflächen.
Photoaktivierte chemische Therapie	aus einem Farbstoff wird unter Licht aktiver Sauerstoff freigesetzt	aktiver Sauerstoff (Singulettsauerstoff) wirkt sehr stark desinfizierend, Über 99% der freien Bakterien werden abgetötet.	Farbstoff wird in die Zahntaschen eingespritzt, nach Einwirkzeit wird mit einem Softlaser belichtet.
Antibiotika zum Einnehmen	Tabletten / Kapseln, ausreichend dosiert nach Schwere der Parodontitis und Körpergewicht des Patienten.	Patienten mit Abwehrschwäche, Transplantaten, Implantaten etc. sind in Gefahr, wenn viele Bakterien aus den Zahnfleischtaschen in die Blutbahn kommen. Die Antibiotika im Blut bilden einen Schutz bei akuter Infektion oder während der OP.	der Wirkstoff wird am besten über den Gen-Test der Bakterien ausgewählt. (Markerkeim-Test)

wer hilft?

NUTZEN

Wer krank ist, hat den besten Arzt verdient. Hier geht es um die Wahl des richtigen Behandlers und um Ihren Beitrag zum Behandlungserfolg.

Die Behandlung einer Parodontitis als Teil einer Gesamterkrankung funktioniert bisher noch sehr selten.
An den Schnittstellen müssen Sie wissen, wo Ihre eigene Initiative gefragt ist.

So wird aus dem Kranken und dem Parodontologen ein effektives Team

Im Jahr 2011 hat die amerikanische Akademie der Parodontologen eine Stellungnahme veröffentlicht, die ein hervorragendes Konzept zum professionellen Umgang mit der Parodontitis darstellt.
Demnach sollten alle Menschen in den Zahnarztpraxen einmal im Jahr nach folgenden Kriterien umfassend untersucht werden:

- Vorhandensein von bakteriellen Belägen (also die Mundhygiene)
- Gesundheit des Zahnfleisches
- Zusammenbiss und Funktion der Kiefer
- Knochenstruktur
- Abklärung aller (!) Risikofaktoren für Parodontalerkrankungen

Nach dem Kapitel (→ „Anamnese-Untersuchung-Diagnose") wissen Sie, was allein die ersten 4 Fragen an Gewissenhaftigkeit und Kenntnis bedeuten. Dazu kommt noch das riesengroße Kapitel unter

Frage 5, das zusätzlich abgeklärt werden muss (→ „Ursachen aus der eigenen Situation").

Ganz offene Frage: haben Sie das in dieser Form schon beim Ihrem Arzt erlebt? Wenn ja, dann meinen Glückwunsch. Sie sind bei einem ganz besonderen Zahnarzt.

Für alle die anderen, die schon eine Parodontitis haben oder die ein Risiko mit sich tragen: Es ist aus der Geschichte der Zahnheilkunde und der Parodontologie nachvollziehbar, dass es leider meist nicht so abläuft. Noch bis vor wenigen Jahren waren all die modernen Erkenntnisse der Parodontalerkrankungen noch nicht einmal in den Studienprogrammen umgesetzt. Wer sich da als Zahnarzt nicht intensiv an die aktuelle Forschung angeschlossen hat, dem klafft hier ein großes schwarzes Loch in seinen Kenntnissen. Dann ist es eben weiter der Zahnstein, die Plaque und der nichtputzende Patient, die für die Parodontitis verantwortlich sind. Punkt.

Sie müssen sich bewusst sein, dass auch in einem seitenstarken Standardwerk zur Ausbildung der Zahnärzte in Parodontologie beispielsweise dem Zusammenhang von Herz- Kreislauferkrankungen und Parodontitis selten mehr als eine Seite gewidmet ist.
Operative Techniken machen mehr als zwei Drittel des Lehrbuches aus. Das ist exemplarisch für die noch sehr schwache Ausbildung von Zahnmedizinern im gesamtheitlichen und medizinischen Konzept dieser Erkrankung.

Sieht es auf der Seite der Allgemeinmedizin besser aus? Wie oft sprechen Internisten, Kardiologen oder Spezialisten für Diabetes mit dem behandelnden Zahnarzt oder forschen selbst nach einer Parodontitis bei ihren Patienten?

Erst in jüngster Zeit gibt es erfreulicher Weise und hauptsächlich auf Initiative von Ärzten und Behandlungszentren, Tagungen und Seminare, an denen sich die Fachbereiche gegenseitig zuhören. Auch die Deutsche Gesellschaft für Parodontologie (DGParo) und die Deutsche Diabetes Gesellschaft (DDG) kooperieren erst seit kurzem.

Die Erkenntnisse daraus waren durchaus spannend und äußerst hilfreich im Verständnis der Krankheit. Das Wichtige davon finden Sie hier in diesem Ratgeber (→ „Ganzheitliche Betrachtung der parodontalen Entzündung")

Als Konsequenz aus dieser Situation kommt eine ganze Menge Eigenverantwortung und Mitarbeit auf Sie zu.

Die sieben Schritte zur Bestimmung des Ist-Zustandes

- das Bewusstsein: Parodontitis ist kein unabwendbares Schicksal.

- die Anamnese mit vollständigen Krankheitsvergangenheit. Diese Geschichte interessiert den Hauszahnarzt genauso wie den Spezialisten
  (→ „Zielgerichtete Anamnese").

- die aktuelle persönliche Situation: Risiken und Störfaktoren müssen nach Möglichkeit ausgeschaltet werden. Andere Fachärzte werden dazu häufig nötig sein
  (→ „Ursachen aus der eigenen Situation").

- die Überprüfung und Optimierung der Mundhygiene und der Pflegemittel. Am besten machen das die Dentalhygieniker in einer Behandlung, die sich Individualprophylaxe nennt
  (→ „Individualprophylaxe").

Für die nächsten drei Schritte sind Sie beim spezialisierten Parodontologen in den richtigen Händen:

- die gründliche Untersuchung durch den Profi mit BOP und Zahntaschen und der Funktion der Kiefer
  (→ „Die klassischen Methoden").
- die Auswertung der Röntgenbilder auf die Knochenstruktur und die Verwertung der Ergebnisse aus den biochemischen Tests.
  (→ „Zeitgemäße Untersuchungsmethoden").
- die Auswahl der individuellen Strategie im Behandlungszyklus
  (→ „Behandlungszyklus einer effektiven Parodontitistherapie").

Das können Sie von einem guten Parodontologen erwarten

Die Routinearbeit des Parodontologen wird sicher in den meisten Fällen die Untersuchung und Diagnosestellung mit den zeitgemäßen Untersuchungsmethoden sein. Zur Routine gehört genau so, die ganzheitliche Sicht auf die Krankheit zu haben und den so wichtigen Teil der ganzen Risiken und Begleitumstände mit Ihnen effektiv zu besprechen. Er wird im Detail die Punkte ins Programm nehmen, bei denen Sie etwas zusätzlich tun können.

Dann folgt konsequenterweise ein typischer Behandlungszyklus (→ „Behandlungszyklus einer effektiven Parodontitistherapie").

Zum Paket der Spezialisierung des Parodontologen gehört noch mehr:

- wenn es gar nicht mehr weiter geht, ist er oft gleichzeitig der Spezialist für Zahnimplantate.

- in der Nachsorge macht er mit seinem Team die Re-Evaluierung oder arbeitet mit einer Dentalhygienikerin zusammen. Dieses System ist für Parodontitis-Zähne und für Implantate eine Notwendigkeit (→ „Individualprophylaxe").

Implantate sind noch anfälliger für die spezielle Form der Erkrankung. Diese heißt Periimplantitis. Sie hat sehr, sehr viel mit der Parodontitis gemeinsam und ist doch ungleich schwieriger in der Behandlung. Für Implantate gilt daher noch viel strenger: engmaschige und professionelle Kontrollen, konsequente Mundhygienemaßnahmen mit zusätzlichen Spülungen und bloß keine Entzündung aufkommen lassen!

– Knochendefekte können mit eigenem Knochen oder Kunstmaterialien aufgefüllt werden. Mit einer gesteuerten Zahnfleischreparatur (GTR) wird das „richtige" Gewebe zur Heilung benutzt und bei guten Voraussetzungen kann viel Schaden repariert werden.

– Mit variationsreichen chirurgischen Methoden kann Zahnfleisch transplantiert oder verschoben werden, damit das Ergebnis besser wird. Freiliegende Wurzelflächen können in vielen Fällen wieder gedeckt werden. Das ist wichtig, wenn die freiliegenden Wurzeloberflächen empfindlich geworden sind.

– Zum besseren Ergebnis gehört im sichtbaren Bereich der Frontzähne bisweilen noch die kosmetische Zahnfleischchirurgie.

– Für die operativen Methoden hat der Parodontologe das richtige Werkzeug, für die zeitgemäße Behandlung, Mikrochirurgie die entsprechende Ausbildung und die Sicherheit aus der Routine von zahlreichen Eingriffen.

Ein guter **Plan**

Meist haben Sie schon einen Zahnarzt, dem Sie vertrauen. So ein eingespieltes Team soll man nicht ohne wichtigen Grund trennen. Dieser Arzt kennt Sie ja vielleicht auch schon viele Jahre und hat Sie hoffentlich bisher auch zur Zufriedenheit versorgt. Wenn das jetzt nicht auch noch gleichzeitig der große Spezialist für parodontale Probleme ist, habe ich diesen Plan für Sie:

Statt nur bei einem Profi, legen Sie die Therapie in vier Hände. Wenn der Parodontalspezialist und der Hauszahnarzt gut zusammenarbeiten, werden Sie davon profitieren und Sie bekommen das maßgeschneiderte Programm, das den besten Erfolg für Ihr Krankheitsbild bietet.
Die Behandlung von Begleiterkrankungen aus dem internistischen oder anderen ärztlichen Fachbereichen wird doch auch in Kooperation mit dem allgemeinen Zahnarzt gemacht.

Klingt alles ganz logisch und doch ist es gerade in Deutschland noch sehr schwer, diese Zusammenarbeit herzustellen. Die Einsicht, nicht allwissend zu sein, wäre ein großer Schritt zur Weisheit in Teilen der Ärzteschaft.

„Nobody is perfect" ist ganz normal und niemand weiß alles. Nur Spezialisten, die ihren Job mit Routine, ernsthaft und auch die schwierigen Eingriffe häufig machen, sind wirklich gut. Denken Sie an den Spitzensport und wie eng da die Disziplinen oft beieinander liegen. Trotzdem wird schon der Sprinter die 800m-Läufer nie schlagen!

Deswegen kommen Patienten normalerweise nach der Therapie beim Spezialisten auch wieder zum Hauszahnarzt zurück. Der Parodonto-

loge wird Ihnen weder Füllungen machen noch neue, hübsche Frontzähne.

Weil das alles mit der Kooperation leider noch nicht wirklich überall
gut läuft, liegt es heute noch an Ihnen, mit diplomatischem Geschick
den Ablauf selbst zu organisieren und zu koordinieren.
Sprechen Sie gleich von Anfang an mit Ihrem Zahnarzt darüber, wer
denn hier der Spezialist für das parodontale Problem ist und wo man
am besten hingehen kann. Steht nicht schon vorne am Praxisschild
des Hauszahnarztes die Spezialbezeichnung, dann wird er sicherlich
gerne bereit sein zur Zusammenarbeit mit dem Spezialisten. Es ist
meiner Meinung nach ein Zeichen von Professionalität, bestimmte Behandlungen an den zuständigen Fachmann zu überweisen.

Die Sache mit dem „Tätigkeitsschwerpunkt Parodontologie" und „In-
teressenschwerpunkt Parodontologie" als Praxisbezeichnung ist ein
erster Hinweis.
Echte Spezialisten finden Sie bei Bedarf über die Fachgesellschaften
auf der nächsten Seite.

Die zweite Meinung

Bei aller Loyalität und vielleicht auch Bequemlichkeit: es geht ja um
Sie und Ihre Gesundheit. So ist es durchaus legitim, wenn Sie bei
einem Gefühl der Unsicherheit auch die Meinung eines weiteren
Spezialisten einholen.
Machen Sie aber bitte kein Geheimnis daraus. Sprechen Sie mit dem
Zahnarzt Ihres Vertrauens offen darüber. Er wird dann auch sicher
seine Erstunterlagen für die zweite Meinung zur Verfügung stellen.

Warum sollten Sie sich auch nicht, wenn schon ein Parodontologe zur Mitbehandlung ausgesucht wird, da eine weitere Alternative anschauen? In der Praxis ist es schwer, absolut deckungsgleiche Einschätzungen zu bekommen. Je näher diese aber beisammen liegen, desto sicherer können Sie sich fühlen. Es bleibt dann noch die Entscheidung: Bei wem fühle ich mich besser aufgehoben?

Wegen der ganzen Geschichten mit Schweigepflicht und Aufbewahrungspflicht für Unterlagen gibt es hierbei wichtige Spielregeln:
Ein Patient kann jederzeit, gegen Bezahlung des Aufwandes, um Kopien von seiner Krankenakte und von Unterlagen wie Röntgenbilder, Scans, Laborbefunde etc. bitten und sollte diese dann zeitnah bekommen. Rein rechtlich müssten Sie nicht einmal einen Grund dafür angeben.
Originalunterlagen dürfen, zu Zweituntersuchungen oder bei der Behandlung durch einen anderen Arzt, nur von Praxis zu Praxis weitergegeben werden. Die Auslagen des Versandes müssen selbstverständlich vom Patienten übernommen werden.

Eine zweite Meinung ist keineswegs gleichbedeutend mit einem Wechsel des Behandlers. Der „Zweitmeinungsgeber", wird Sie korrekterweise auch sicher nicht drängen, mit wehenden Fahnen die Praxis zu wechseln. Lassen und nehmen Sie sich die Zeit, das neu Gehörte in Ruhe zu überdenken.
Bei der Parodontitisbehandlung geht es meistens nicht um Geschwindigkeit!

Ziel und Zweck der ganzen Geschichte ist nicht, Kritik an den bisherigen Behandlungsmaßnahmen und Methoden zu suchen. Im Vordergrund soll der Patientenfall, also Ihre Person, und die bestmögliche

Therapie stehen. So sieht es zumindest die ärztliche Ethik vor.

Bitte rechnen Sie auch damit, dass die Zweitkonsultation nicht immer von den Kassen und Versicherungen vergütet wird. Die Wirtschaftlichkeit im sozialen Gesundheitssystem und die optimale Versorgung stehen hier wieder einmal im bekannten Konflikt zueinander. Vorher nach den Kosten zu fragen ist auch völlig normal. Deswegen bitte keine Scheu!

Die Beratungszahnärzte der Kammern und auch der Kassen selbst werden meist keine Kosten in Rechnung stellen. Selbst bei Suche nach einem zweiten Spezialisten sind die Kassen, wie zum Beispiel die DAK, ausdrücklich behilflich und haben das in ihrem Standardprogramm.

Unabhängig davon bekommen Sie Ansprechpartner für eine zweite Meinung bei Zahnärztekammern der Bundesländer und Kantone, über die Berufsverbände, oder vielleicht findet sich ja auch eine der wenigen Fachuniversitäten in Ihrer Nähe.

Fachgesellschaften, Berufsverbände
http://www.fachzahnaerzte-parodontologie.de
http://www.dgparo.de
http://www.oegp.at
http://www.parodontologie.ch

Was kann ich zusätzlich tun

und warum eine Zahnfleischerkrankung oft immer wieder kommt?

NUTZEN

Patienten und Zahnärzte sind unglücklich, wenn die Anstrengungen nicht zum Erfolg führen und der Behandlungszyklus immer wieder neu beginnt.

Um aus diesem Kreislauf auszubrechen, geht es um die Methodik der Fehlersuche.

Mundhygienesystematik

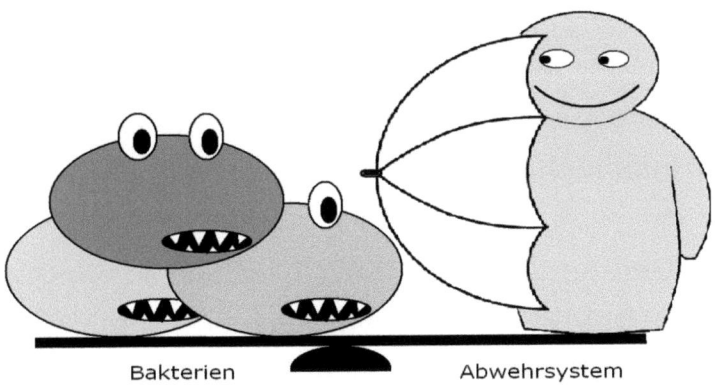

Bakterien — Abwehrsystem

Hier sind sie noch einmal: die beiden Hauptakteure der Parodontitis.

Für den Faktor Bakterien sind Sie im wesentlichen selbst und allein verantwortlich. Die persönliche Mundhygiene ist zur Vorbeugung oder nach Abschluss des professionellen Therapiezykluses Ihre tägliche Aufgabe (→ „Lebensumstände und individuelle Risikofaktoren →

Mundhygiene und Zähneputzen" und→ „Mittel der klassischen Zahnmedizin und Pharmakologie → Mundspüllösungen").

Mechanik und örtliche Wirkung

Um die Zähne lebenslang gesund zu halten, ist in unserer modernen Gesellschaft die täglich zweimalige Entfernung des bakteriellen Biofilms (→ „Biofilm") unverzichtbar. Effektive und geduldige Bürstenreinigung, von Hand oder noch schneller elektrisch und eine sinnvolle Mundspüllösung sind das Handwerkszeug.

Sie vermissen die klassische Zahnseide? Hier findet gerade eine interessante Leitbildveränderung in der vorbeugenden Zahnheilkunde statt. Im Prinzip ist Zahnseide gut, doch die neueren Untersuchungen zeigen, dass die anspruchsvolle Handtechnik überwiegend nicht wirksam durchgeführt wird und dass häufig mehr Schaden als Gutes angerichtet wird.

Die sinnvolle Alternative sind beispielsweise die flauschige Superfloss® oder Curaprox® und nur in Ausnahmefällen die weitverbreiteten Zahnzwischenraumbürstchen.

Für Liebhaber von Geräten sind die HX8211AirFloss®, die Oral-B Waterjet® oder die EW-DJ40® eine gute Ergänzung. Damit lassen sich die Mundspüllösungen perfekt an den wichtigen Wirkungsort im Zahnzwischenraum bringen.

Keine Technik funktioniert ohne Training und Kontrollen. Der Ansprechpartner dafür sind die Dentalhygieniker. Sie bringen Ihnen bei der Individualprophylaxe die Handhabung bei und sind unersetzlich, wenn es darum geht zu prüfen, ob auch wirklich alle Stellen ausreichend gereinigt sind (→ „Was hilft? → Individualprophylaxe").

Systemunterstützung

Die Unterstützung des Abwehrsystems auf der anderen Seite der parodontalen Wippe ist eine umfangreiche Sache und nicht nur für den Zahnhalteapparat, sondern für den ganzen Organismus ein Gewinn. Damit wären wir wieder beim zentralen Kern des Buches: (→ „Ganzheitliche Betrachtung der Parodontitis" und → „Ursachen aus der eigenen Situation").

Spezieller Rat für Eltern und alle, die Kinder betreuen

Die systematische Frühdiagnostik und vor allem die Risikoeinschätzung ist bereits bei Kindern und Jugendlichen sinnvoll. Auch Systemerkrankungen als Co- oder wechselseitiges Risiko lassen sich damit frühzeitig erkennen.

- sorgen Sie frühzeitig für eine selbstständige gute Mundhygiene nach dem System (→ „Mechanik und örtliche Wirkung").
- das gute Beispiel, das Sie geben, hilft dabei.
- Regelmäßige Kontrollen, nicht nur auf Schäden sondern besonders im Hinblick auf die Vorbeugung sind notwendig (→ „Präventivmedizin"). Dies gilt besonders für die kritische Zeit der Pubertät.
- Mit Ihren jetzigen Kenntnissen tun Sie noch ein Übrigens und schauen Sie auch selbst gelegentlich auf das Zahnfleisch Ihrer Kinder (→ „Die wichtigsten Fakten → So sieht Parodontitis aus → Gingivitis").

Clever finanziell vorsorgen

Noch hat es sich nicht herumgesprochen, wie effektiv eine Prävention (Prophylaxe) und eine systematische, umfassende Parodontitisbehandlung heute sein kann. Das ist natürlich mit Kosten verbunden. Die Sozialversicherungsträger sind noch nicht bereit, hierfür ausreichend

Geld zur Verfügung zu stellen. Selbst die einfache PZR ist eine Eigenleistung (→ „Was hilft → professionelle Zahnreinigung PZR").

Die großen Versicherungsgesellschaften bieten aber zu vergleichsweise kleinem Geld einen Schutz an, der Ihnen 100 % der verbleibenden Aufwendungen für Prophylaxe-Maßnahmen und dazu noch eine Absicherung für Parodontitisbehandlung und Einlagefüllungen bietet. Zahnerhalt-Premium oder ähnlich nennt sich das und kann sich schnell für Sie rechnen.

Rückfall bei Zahnfleischerkrankungen

Die Gründe dafür sind in zwei Bereichen zu suchen:

Lokal im Mund

- nicht alle infizierten Wurzeloberflächen wurden vollständig vom Biofilm gereinigt (→ „Klassischer Ansatz der mechanistischen Zahnfleischbehandlung", → „Medizinisch basierte Behandlung zeitgemäß", → „Umfassender Behandlungsansatz").
- nach Abschluss der Behandlung verbleiben Zahnfleischtaschen von deutlich mehr als 5mm Tiefe. Diese sind höchst anfällig für eine Wiederansiedlung von Parodontitiskeimen im Biofilm. (→ "Biofilm").

4-5mm als maximale dauerhaft akzeptable Taschentiefe sind kein absoluter, sondern ein mittlerer Erfahrungswert! Ein Mensch mit guter Immunlage und wirksamer Mundhygiene kann durchaus an manchen Stellen 6mm Taschentiefe auf Dauer verkraften.

Bei zusätzlichen Risiken und somit schlechterer Immunlage ist möglicherweise die maximale Toleranzgrenze schon bei 3mm.

- die Keimkontrolle während der Behandlungsphase und später in der hauptsächlich eigenen Mundhygiene war nicht gut genug, um eine massive Wiederansiedlung von Parodontitiskeimen zu verhindern (→ „Mechanik und örtliche Wirkung").

Ganzheitlich

Die Balance stimmt nicht. Für die vorhandenen Bakterien ist die Immunabwehr zu schwach. Entweder gibt es noch zu viele Begleitrisiken oder die grundlegende und genetisch bestimmte Abwehrfunktion ist zu schwach (→ „Ursachen aus der eigenen Situation").

Selbst wenn es etliche Fälle gibt, die aus den verschiedensten Gründen nicht dauerhaft zu einem Behandlungserfolg führen können, müssen wir zunächst <u>im Mund</u> alle denkbaren Fehler im System ausschließen.

Fehlersuche im Mund

Wie bei jedem guten Handbuch ist hier auch die Fehlersuche und Selbsthilfe am Schluss des Buches platziert.
Aufgepasst, wir sprechen hier von der Fehlersuche <u>nach</u> abgeschlossener systematischer Therapie.
Die Liste enthält die häufigen, nicht alle möglichen Beschwerden. Führt die empfohlene Abhilfe nicht innerhalb von einigen Tagen zum Erfolg, muss der Zahnarzt konsultiert werden!

Beim Hinweis „!Aufgabe des Zahnarztes"! gilt das unverzüglich.

WAS ZEIGT SICH:	MÖGLICHE URSACHEN	WAS ICH SELBST TUN KANN und wann der Profi gefragt ist
die Gruppe mit Schmerzen:		
es schmerzt an einem oder zwei nebeneinanderliegenden Zähnen dauernd, beim Kauen oder beim Essen	ein Fremdkörper, meist vom Essen, ist zwischen den Zähnen oder in in eine Zahnfleischtasche geklemmt	vorsichtige Reinigung des Zahnzwischenraums mit Zahnseidenfloss oder einem Impuls-Gerät (zB.:AirFloss) Mundspüllösung 2x täglich, die vollständige Besserung muss nach 3-4 Tagen eintreten und auch anhalten, ansonsten:
	eine Beteiligung des Zahnnervs an der Entzündung der Wurzelspitze, Entzündung im Zahnfach und/oder Kieferknochen	eine Aufgabe für den Zahnarzt !
es schmerzt an einem Zahn bei kalt, heiß oder süß	Freiliegende Wurzelflächen mit empfindlichem Zahnbein (Dentin)	Zahncreme oder Mundspülung für „Sensitive Zähne" verwenden Weiche Zahnbürste und nicht zu viel Druck
	Undichte Füllung, undichte Krone oder eine neue Kariesstelle	eine Aufgabe für den Zahnarzt; Mundspüllösung wirkt zeitweise lindernd
pulsierender, spontaner Schmerz an einem Zahn, besonders nachts	meist ausgehend vom Zahnnerv (Pulpa) Entzündung im Zahn, möglicherweise auch an der Wurzelhaut	Eile ist geboten! Wange kühlen, eine Aufgabe für den Zahnarzt !
	eine Entzündung im Zahnhaltegewebe und/oder der Wurzelspitze bei einem nervtoten Zahn	Eile ist geboten!Wange kühlen, eine Aufgabe für den Zahnarzt !
es schmerzt bei Fingerdruck auf das Zahnfleisch über der Wurzelspitze	Chronische Entzündung an der Wurzelspitze Entzündung im Zahnfach und/oder der Wurzelhaut; tiefe Zahnfleisch- tasche oder bei Backenzähnen die Höhle zwischen den Wurzeln mit Restparodontitis	eine Aufgabe für den Zahnarzt ! Panoramaröntgen oder DVT er wird entscheiden, ob in diesem Bereich ein erneuter Therapie- zyklus stattfindet oder hier ein chirurgisches Eingreifen sinnvoll ist, möglicherweise sogar Zahnentfernung

WAS ZEIGT SICH:	MÖGLICHE URSACHEN	WAS ICH SELBST TUN KANN und wann der Profi gefragt ist
die Gruppe ohne Schmerzen:		
Zahnfleischbluten an Zähnen oder Implantaten	eine einfache Zahnfleischentzündung durch Biofilmbakterien (Zahnbelag!) und/oder : Mangelernährung, evtl. mit zusätzlich Stressfaktoren und reduziertem Immunsystem	Zähne 2-3 mal gründlich bürsten, Mundspüllösung 2x täglich Zwischenmahlzeiten reduzieren, Ernährungskontrolle (Vitamine und Spurenelemente), erneute Abklär- ung der eigenen Risiken; die vollständige Besserung muss nach 3-4 Tagen da eintreten und auch anhalten, ansonsten: eine Aufgabe für den Zahnarzt ! in Kooperation mit dem Arzt
Zahnfleischbluten an Zähnen oder Implantaten	eine erneute Parodontitis oder eine Restparodontitis, die Biofilm- bakterien wurden nicht vollständig entfernt	eine Aufgabe für den Zahnarzt ! er wird entscheiden, ob in diesem Bereich ein erneuter Therapie- zyklus stattfindet oder der Zahn entfernt werden muss
Sekret, gelegentlich mit Blut aus einer Zahnfleischtasche (meist auf Fingerdruck)	eine erneute, akut zerstörerische Parodontitis oder eine Restparodontitis in akuter Phase, Biofilmbakterien und verkalkte Matrix wurden nicht vollständig entfernt	Eile ist geboten! ! eine Aufgabe für den Zahnarzt ! er wird entscheiden, ob in diesem Bereich ein erneuter Therapie- zyklus stattfindet oder der Zahn entfernt werden muss
zunehmende Lockerung und/oder Stellungsveränderung eines Zahnes oder Implantates	fortgeschrittener Abbau von Zahnhalteknochen und Fasern, die Zahnfleischtaschen sind dabei tiefer als 5-6mm	Zähne mit Zahnfleischtaschen von mehr als 5-6mm können dauerhaft nur bei sehr günstigen Bedingungen (Mundhygiene, Risiken, Alter etc.) erhalten werden. eine Aufgabe für den Zahnarzt !
Mundgeruch (von anderen wahr- nehmbar)	eine erneute, akut zerstörerische Parodontitis oder eine Restparodontitis in akuter Phase, fortgeschrittener Abbau von Zahnhalteknochen und Fasern, die Zahnfleischtaschen sind dabei tiefer als 5-6mm	In beiden Fällen nur Ersthilfe: Zähne 2-3 mal gründlich bürsten, Mundspüllösung 2x täglich Zwischenmahlzeiten reduzieren, Ernährungskontrolle (Vitamine und Spurenelemente), erneute Abklär- ung der eigenen Risiken; Diagnostik durch den Zahnarzt ist ! absolut notwendig
Keine Blutung, kein Sekret, aber: Laborwerte zeigen unverändert einen erhöhten Wert (Blutsenkung, Leukozyten)	zerstörerische Parodontitis in tiefen Taschen oder Wurzeleinziehungen, Biofilmbakterien und verkalkte Matrix als Reste in schwer zugänglichen Bereichen andere, nicht Zahn gebundene, chronische Entzündung	Diagnostik durch den Zahnarzt ist ! absolut notwendig, Taschenmes- sung, MMP-8 Wert bestimmen, erneute Prüfung der Begleitrisiken ! Internistische Abklärung

Stichwortverzeichnis

185

Literatur und Quellen

Dieser Patientenratgeber wurde mit Sorgfalt und Sachkenntnis auf der Basis von wissenschaftlichen Veröffentlichungen, Fachartikeln und Lehrbüchern erstellt. Das Buch ist weder Fachbuch noch Lehrbuch. Deswegen wird auf die ansonsten übliche Liste der zahlreichen Quellen verzichtet. Auf Nachfrage ist der Autor hier behilflich.

Für den weiter Interessierten sind folgende Bücher sicher von Interesse:

Ernährung in Prävention und Therapie: Ein Lehrbuch

Gebundene Ausgabe – Juli 2009

Leitzmann,Müller,Michel,Brehme,Hahn,Laube,Mang,Triebel   584 Seiten

- Verlag: Hippokrates; Auflage: 3., überarbeitete und erweiterte Auflage (15. Juli 2009)
- Sprache: Deutsch
- ISBN-10: 3830453256
- ISBN-13: 978-3830453253

Zahnmedizin und Ernährung:Basiswissen-Beratung- Prävention

Gebundene Ausgabe Dezember 2006

C.Stegeman,J.Davis   668 Seiten

- Verlag: Urban & Fischer Verlag/Elsevier GmbH; Auflage: 1. A. (7. Dezember 2006)
- Sprache: Deutsch
- ISBN-10: 3437055704
- ISBN-13: 978-3437055706

Achtsam und gelassen im Job: Bei Stress selbst aktiv werden

[Kindle Edition] Januar 2015

N.Schuster   202 Seiten

Format: Kindle Edition

- Dateigröße: 6339 KB

- Verlag: Beltz; Auflage: 1

- Verkauf durch:Amazon Media EU S.à r.l.

- ASIN: B00R5BTFUI

Immunologie für Einsteiger Gebundene Ausgabe – Oktober 2011

L.Rink, A.Kruse,H.Haase   271 Seiten

Verlag: Spektrum Akademischer Verlag; Auflage: 2012 (5. Oktober 2011)

- Sprache: Deutsch

- ISBN-10: 3827424399

- ISBN-13: 978-3827424396

Parodontologie von A bis Z: Grundlagen für die Praxis

Gebundene Ausgabe Dezember 2012

P.Eickholz   292 Seiten

- Verlag: Quintessenz Verlag; Auflage: 1. Auflage (6. Dezember 2012)

- Sprache: Deutsch

- ISBN-10: 3868671242

- ISBN-13: 978-3868671247

Paro kompakt!: Systematik der schonenden Parodontitis und Periimplantitistherapie Broschiert – 10. April 2013

A.Braun   Broschiert: 40 Seiten

- Verlag: Thieme; Auflage: 1 (10. April 2013)
- Sprache: Deutsch
- ISBN-10: 3131739118
- ISBN-13: 978-3131739117

Patientengerechte Parodontologie (Reihe, ZMK Praxis) Gebundene Ausgabe – 24. November 2010

R.Buchmann   224 Seiten

- Verlag: Thieme; Auflage: 1 (24. November 2010)
- Sprache: Deutsch
- ISBN-10: 3131497718
- ISBN-13: 978-3131497710

Parodontitis 2010: Das Risikokompendium Broschiert – 8. November 2010

von Deutsche Deutsche Gesellschaft für Parodontologie (Herausgeber) 168 Seiten

Verlag: Quintessenz Berlin; Auflage: 2., Neufassung der 1. Auflage (8. November 2010)

- Sprache: Deutsch
- ISBN-10: 3868670319
- ISBN-13: 978-3868670318

Stress- und Schmerzursachen verstehen: Gesundheits-psychologie und -soziologie in Prävention und Rehabilitation
Broschiert – 25. Februar 2009

P. Wippert, J.Beckmann   Broschiert: 280 Seiten

- Verlag: Thieme; Auflage: 1 (25. Februar 2009)
- Sprache: Deutsch
- ISBN-10: 3131440112
- ISBN-13: 978-3131440112

Gesünder mit Mikronährstoffen: Zellschutz mit Anti-Oxidantien [Kindle Edition]

Dr.B.Kuklinski, Dr.I.v.Lunteren   375 Seiten

Format: Kindle Edition

- Dateigröße: 3383 KB
- Verlag: Aurum Verlag; Auflage: Neuauflage 2010 (31. August 2012)
- Verkauf durch: Amazon Media EU S.à r.l.
- Sprache: Deutsch
- ASIN: B0094HP622

Warnhinweise in Wiederholung:

Bei gesundheitlichen Beschwerden konsultieren Sie bitte grundsätzlich je nach Beschwerdebild Ihren Arzt oder Zahnarzt.

Nur eine persönliche Untersuchung kann zu einer sicheren Diagnose und erfolgreichen Therapie unter Mitarbeit des Patienten führen.

Nehmen Sie Medikamente nur nach Absprache mit einem Arzt oder Apotheker ein.

Verwenden Sie Informationen aus diesem Buch nicht als alleinige Grundlage für gesundheitsbezogene Entscheidungen.

Persönliche Notizen